두드러기 다르게 보기

두드러기 다르게 보기
현실 두드러기 치료 안내서

초판 1쇄 발행 2023년 11월 20일

지은이 염유림
펴낸이 장현수
펴낸곳 메이킹북스
출판등록 제 2019-000010호

디자인 최미영
편집 최미영
교정 강인영
마케팅 김소형

주소 서울특별시 구로구 경인로 661, 핀포인트타워 912-914호
전화 02-2135-5086
팩스 02-2135-5087
이메일 making_books@naver.com
홈페이지 www.makingbooks.co.kr

ISBN 979-11-6791-463-7(03510)
값 16,800원

ⓒ 염유림 2023 Printed in Korea

잘못된 책은 구입하신 곳에서 바꾸어 드립니다.
이 책의 전부 또는 일부 내용을 재사용하려면 사전에 저작권자와 펴낸곳의 동의를 받아야 합니다.

이미지: Freepik.com. 이것은 Freepik.com의 리소스를 사용한 디자인을 모두 포함합니다

홈페이지 바로가기

메이킹북스는 저자님의 소중한 투고 원고를 기다립니다.
출간에 대한 관심이 있으신 분은 making_books@naver.com 으로 보내 주세요.

두드러기 다르게 보기

현실 두드러기 치료 안내서

한의학 박사 염유림 지음

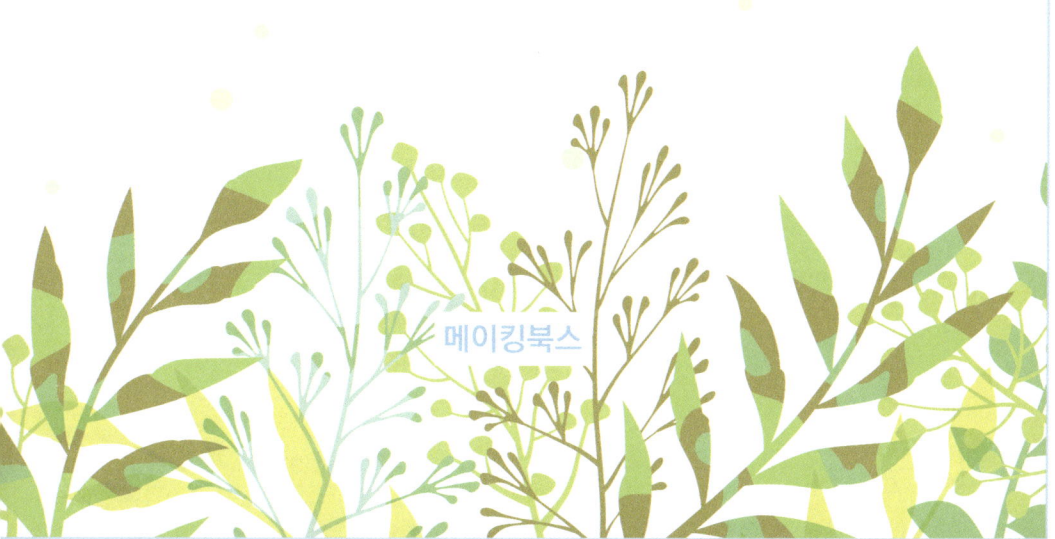

들어가는 말

 나는 어려서부터 알레르기 비염이 너무 심했던 터라 한의대 입학 후부터 자연스레 알레르기를 한의학으로 어떻게 치료할 수 있을지가 내 관심사가 되어 석, 박사도 알레르기 쪽으로 밟게 되었다. 임상을 하면서 이런저런 환자들을 진료하다가 어느 날 두드러기 환자를 만나 치료를 시도해 보니 결과가 좋았다. 알레르기 비염과 같은 알레르기 범주의 질환이기도 해서 옳거니, 두드러기에 매진해 보자 마음먹고 꾸준히 한 우물을 파는 심정으로 현재에 이르렀다.
 초반에 만났던 환자는 두드러기가 주된 증상이라기보다는 다른 질환을 치료하는 중이었는데 마침 만성 두드러기도 있어서 내가 한약을 처방하면서 다른 증상과 함께 두드러기도 호전되는지를 관찰해 보는 식이었다. 이렇게 두드러기가 호전되는 케이스를 몇 번 경험하게 되자 조금 자신감이 생기기 시작했다. 블로그에 치료 사례를 정리하고 사례가 쌓이면서 점차 두드러기가 주증상인 환자를 더 만날 수 있게 되었다. 당시는 대학원을 다니던 시절이라 대학원 수업 시간에 하는 소소한 케이스 발표에서 두드러기 치료 사례를 모아 발표했더니 듣고 계시던 교수님께서 인자한 웃음을 보이시며, "두드러기가 치료해 보면 상당히 어렵던데, 훌륭하구나~" 해 주시던 말씀이 기억난다. 당시 치료해 본 몇몇 케이스로 긍정 마인드에 취해 있었던 나로서는 '아, 두드러기가 어려운 질환인가?' 순간 갸우뚱했을 뿐이었다. 아버지도 같은 말씀을 하셨었다. 요즘 두드러기 질환에 관심이 가서 치료해 보고 있다는 나의 말에 한의사셨던 아버지도 "두드러기가 치료해 보면 잘 안 낫고 어렵던데~" 한 마디만 던지셨다. 그랬다. 그때는 몰랐었다. 그때만 해도 나는 두드러기 치료가 이렇게 길고 험난한 길이 되리라는 것을 생각지도 못하고 있었다.

모든 질환 치료가 다 그렇지만, 초반에는 비교적 가벼운 상태의 환자를 치료하면서 잘 낫는 케이스를 경험하면 자신감이 생겨 그 질환 위주로 환자를 보기 시작하고, 그래서 점차 소개로 오거나 열심히 정보를 검색해서 찾아오는 환자를 만나게 된다. 이런 환자들은 더 어렵고, 오래되고, 증상이 심한 편이라 치료의 난이도가 높아져 의사는 머리를 싸매고 더 고민하고 더 공부하기 시작한다. 나름 증상이 가볍거나 증상은 심해도 생각보다 병의 뿌리가 깊지 않았던 환자들은 한 달, 일주일 만에도 만성 두드러기가 다 낫는 경우도 종종 있었고, 대체로 서너 달이면 잘 나아 서로 웃는 얼굴로 치료를 마치는 경우도 많았지만, 치료 기간이 계속 길어지거나 나름 강하게 처방했다고 생각하는 한약에도 효과가 미미해 곤혹스러운 환자들도 생겨났다. 환자분들이야 워낙 두드러기로 오랜 기간 고생하면서 이런저런 치료 다 해 보고 마지막 코스로 한의원에 오는 경우들이 많아 치료가 잘 안 되어도 그런가 보다 하는 분위기였지만 나는 계속 고민이 깊어져 갔다. 왜 어떤 부류들은 금세 낫는데 또 다른 부류들은 낫지 않는 걸까? 처방이 어디서 잘못된 걸까? 두드러기를 한의학으로는 어떻게 이해를 해야 하는 걸까?

나의 고민이 이렇게 어렵고 깊은 것 이상으로 당장 괴로운 두드러기를 오랜 기간 앓고 있는 환자분들은 더욱 왜 그런지 알고 싶고, 답답하고, 어떻게 해야 나을 수 있을지, 답이 무엇일지 찾아보고 있으리라 생각된다. 지난 13년여간 두드러기 환자분들을 꾸준히 만나고, 치료하고, 고민하면서 가졌던 여러 가지 의문들, 던졌던 질문들, 그리고 이에 대한 결론들을 이제는 정리해 봐도 될 것 같다는 생각이 들어 책으로 정리하게 되었다. 이 책은 누구나 한 번은 겪어 볼 만한 흔한 두드러기가 어느덧 수개월, 수년째 지속되며 삶을 지치게 하고 있어, 도대체 왜 이렇게 두드러기가 지속되는 것인지, 안 낫는 것인지 답답해하고 있을 만성 두드러기 환자분들이 조금은 구체적이고 새로운 견해로 두드러기를 이해해 볼 수 있는 기회가 되리라 생각한다.

긴 시간에 걸쳐 두드러기를 어느 정도 이해하고 보니, 두드러기를 치료할 때 제일 먼저 던져야 하는 질문은 이것이었던 것 같다.

"두드러기는 과연, 알레르기일까?"

목차

들어가는 말   4

1장 두드러기는 생각보다 꽤 오래 지속된다   13
  그땐 그만 살고 싶다는 생각도 했었어요   14
  어느 날 불현듯 나타난 두드러기, 어느덧 n년째   19

2장 두드러기는 과연 알레르기일까?   23
  무언가 정상과는 다른 반응, 알레르기   24
  현대 의학(서양 의학)으로 살펴보는 두드러기   27
    스테로이드 잘 쓰는 의사가 명의   36
  두드러기 치료 한약에 대해서도 알아보자   40

3장 두드러기는 열(熱)이다   45

   과도한 체표 순환   46

   열 두드러기, 콜린성 두드러기, 한랭 두드러기의 차이   49

      아토피, 두드러기, 알레르기성 비염의 차이   51

   열(熱), 열(熱), 열(熱)!   55

      아보 도오루의 체온 면역학   60

      아이스 아메리카노의 나라   61

   두드러기 환자 중에는 소양인이 가장 많다   65

      두드러기에 피해야 할 음식   69

   두드러기는 마음의 병?   72

      열과 불안, 공황 장애   76

   열과는 또 다른, 순환과 소화기의 문제   78

      음식성 두드러기(소화 장애와 장 누수 증후군)   82

   땀, 땀, 땀!   84

   다, 사람 사는 이야기(소통하는 한의학)   88

4장 일반 두드러기 치료 기간과 호전 과정   91

5장 다양한 특징적 두드러기와 치료 시 예후   97

   콜린성 두드러기   98

   한랭 두드러기   101

   햇빛 알레르기   105

   묘기증   107

   혈관 부종이 동반되는 두드러기   109

   두드러기성 혈관염   111

   소아 두드러기   114

6장 사진으로 살펴보는 다양한 두드러기 양상   117

   좁쌀형   118

   팽진형   119

   넓은 팽진형   120

   광범위 팽진형   121

   반점형   122

   단순 발적형   123

   콜린형   124

   피부 증상 없이 발생하는 단순 가려움형   125

   한랭형   126

   묘기증   127

7장 두드러기 완치를 위한 마음 다스리기   129

    텐션 낮추기   131

    건강 관리는 성공의 필요충분조건이다   133

    술에 의지하지 말자   136

8장 두드러기에 도움이 되는 생활 팁   139

    몸의 온도 낮추기   140

    술, 인삼, 홍삼, 매운 음식 자제하기   142

    좋은 잠과 카페인 줄이기   144

    규칙적인 식사 습관   148

    소염제 삼가기   150

    꾸준하게 땀을 낼 수 있는 유산소 운동   151

맺는 말   152

참고 서적   155

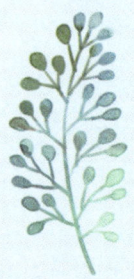

― 1장 ―

두드러기는 생각보다 꽤 오래 지속된다

그땐 그만 살고 싶다는 생각도 했었어요

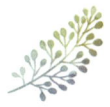

　두드러기를 치료하기 시작한 지도 13년이 되니 제법 많은 두드러기 환자분들을 만나왔고, 기억에 남는 인상 깊은 환자분들도 많았다. 그런데 두드러기 환자분들은 내가 처음 책으로 엮어내었던 '미주신경성 실신' 환자들만큼 절실하거나, 드라마틱한 사연을 가지고 있는 경우는 많지 않은 편이다. 실제로 두드러기 때문에 일상생활이 상당히 불편하고 힘들기는 하지만, 두드러기 때문에 회사에 못 나간다거나, 아이를 돌볼 수 없는 지경이라거나, 입원을 해야 하는 상황이라는 등 당장의 생활을 못 해 나가는 경우는 드물었다. 아주 극심한 두드러기가 아니라면 어느 정도는 항히스타민제(알레르기약)로 증상을 완화할 수도 있고, 오랜 흉터를 남기는 피부 질환도 아니기 때문이다. 실제로, 내가 두드러기라는 질환에 관심을 가지고 치료를 시작하게 된 동기 중에는 '알레르기'라는 범주가 내 관심 분야라 대학원 과정을 거치기도 했고, 한의학으로 잘 나을 가능성이 보여 관심을 가진 것도 있지만, 두드러기의 특성도 한몫을 했다. 두드러기는 악명 높은 아토피나 건선처럼 환자가 기약 없이 오랜 기간 고통받는 질환이 아니라고 생각했고, 호전되면 보기 싫은 염증 흔적이나 흉터를 남기지 않고 깨끗이 사라지기 때문에 병을 겪는 환자도 그 질환을 바라보고 치료하는 의사인 나도 그리 괴롭고 고통스럽지 않을 것이라 생각했다.

개인적으로는 아토피 피부염처럼 길고 괴로운 질환을 환자와 함께 겪어낼 자신이 없었기에 나름 '쉬운 길'을 찾아본 셈이었다.

물론, 증상이 정말 심한 환자들도 많았다. 매일 밤 전신에 두드러기가 너무 심하게 부풀어 올라 겨울 한밤중에 밖에 나가 물을 끼얹어야 좀 가라앉는다는 남자 환자분도 있었고, 매일 식사를 할 때마다, 매일 저녁 아이들과 놀아줄 때마다 발생하는 두드러기로 20년을 고생해 왔다는 중년의 환자분도 있었다. 대한천식알레르기 학회에서 출간한 《천식과 알레르기 질환》이라는 의학 서적에는 "만성 두드러기로 고생하는 환자의 삶의 질은 급성 심근 경색이 온 환자와 같다"[1]라고 언급하고 있다. 점차 항히스타민제 복용 간격이 짧아지거나, 복용량이 늘어나기 시작할 때 경각심을 느끼고 한의원을 찾아오는 환자들의 '이대로 영영 낫지 않으면 어쩌지?' 하는 두려움은 흔히 접할 수 있었고, 급성 두드러기 초반에 증상이 너무 심하여 피부과에서 처방한 강한 스테로이드와 항히스타민제 조합으로도 두드러기가 잡히지 않아 다급한 마음에 한의원을 찾는 환자분들의 절실함도 많이 접했지만, 그래도 "급성 심근 경색이 온 환자"만큼 힘들다는 소개를 나는 그다지 공감하지 못하고 있었던 것 같다.

그러던 어느 날, 여느 30대 중반의 두드러기 환자분이 내 진료실을 찾아왔다. 늘 하던 대로 환자의 몸 상태를 꼼꼼히 살펴 묻고, 체질을 감

---

1) 대한천식알레르기학회, 저: 천식과 알레르기질환, 서울, 여문각, 2012

별하고 다시 치료 과정과 치료 원리 등을 설명하고 있는데,

'아, 이분 지금 눈 뜨고 있는 것도 힘들어 보일 만큼 기력이 없네…'

라는 생각이 들었다. 이 환자는 두드러기가 생겨난 지는 1.5년 정도 되었는데 그 사이 피부과도 여러 군데 가 보고, 대형 병원도 가 보고 하면서 다양한 항히스타민제(알레르기약)과 스테로이드제를 복용했었고, 면역 억제제(사이클로스포린, 제품명 사이폴엔연질캡슐)도 몇 달씩 복용해 봤으나 두드러기가 심하여 밤에 자다가 가려워서 깨는 날들이 길어지면서 상당히 지쳐 있던 터였다. 그토록 힘없는 얼굴 표정을 한 환자의 치료를 시작하면서도, 정말 몸이 약해져 있는 분이라 좀 오래 걸리기는 할 것 같다, 정도로 생각했지 1년을 치료하게 되리라고는 생각지 못했다. (일반적인 만성 두드러기 치료에 3~4개월, 길어지면 6개월 정도 치료 기간이 소요되는 편이고, 1년 가까이 치료를 하게 되는 경우는 적게 있는 편이다.)

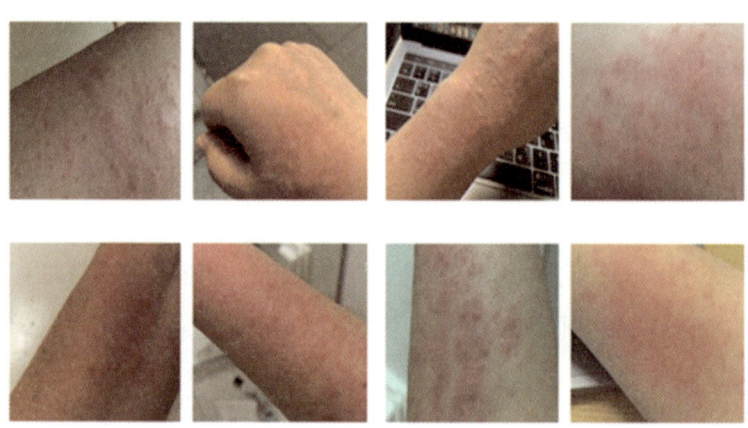

두드러기 사진: 환자분이 매일 겪고 있던 두드러기 양상

초반에는 밤에 가려워서 깨던 것이 없어져 잠을 잘 수 있게 되고, 차차로 매일 먹던 항히스타민제를 줄여 나가 일주일에 2~3개, 일주일에 1개… 하다가 한 달째 항히스타민제를 안 먹을 수 있게 되고, 세 달째 항히스타민제를 복용하지 않게 되었다. 이 과정까지도 7개월 정도가 걸렸다. 항히스타민제를 먹지 않아도 될 정도로 두드러기가 상당히 약해졌지만 다른 환자분들에 비해 낫는 속도도 느리고, 조금씩 매일 나고 있어서 이즈음 되니 치료하는 내가 좀 지쳐 있었다. 그러던 즈음 환자분과 미적지근한 당시 경과를 같이 살피고 있는데, 의기소침한 나의 마음을 눈치챘는지 문득 환자분이,

"원장님 그래도 이게 어디예요, 저는 사실은 처음 여기 왔을 때는 이제는 좀 그만 살고 싶다는 생각도 들었었어요. 대형 병원까지 다 갔었는데도 안 나았었으니까요…."

라는 말을 해 주셨다. 나는 순간 그 한두 마디 말의 무게에 깜짝 놀라 정신이 번쩍 들었다. 그랬구나, 그때 처음 보던 그날, 눈꺼풀을 들 힘도 없어 보이던 이 환자분은 그런 생각이 들 만큼 지쳐 있었구나….

현대 의학(서양 의학)에서는 두드러기를 유형, 원인별로 다양하게 분류를 하는데, 대부분의 두드러기 설명 말미에 "수년간 지속된다"는 설명이 붙는다. 다양한 면역학적 설명을 하고 있지만 실은 75% 환자에서 원인을 찾기 힘들다고 하며,[2] 원인을 밝힐 수 없는 만성 두드러기 환자의 절반 이상은 만성 자가 면역성 두드러기로 생각된다는 설명도 있다. 또, 만성 두드러기 환자는 급성 심근경색을 겪은 환자와 같다, 혹은 대

---

[2] 《흔히 보는 피부 질환》, 안성구 외 저, 서울, 정우의학서적, 2020 p185~204

인 관계를 힘들게 하고, 생업에 종사하지 못할 정도로 삶의 질을 낮춘 다고 부연 설명한다. 그렇다, 두드러기는 피부에 보기 싫은 흉터를 남기지도 않고, 발생했다가 수 시간 내에 감쪽같이 사라지기도 해서 그 환자가 겪는 고통을 간과하기 쉽지만 절대 가벼이 대할 질환이 아니다. 두드러기는 아직은 명확하게 파악되지 않았으며, 잘 낫지 않고, 오래도록 환자를 힘들게 하는 질환이다.

  내가 늘 하는 일, 이제는 익숙해진 일을 매일 대하다 보면 누구라도 그렇겠지만 별거 아닌 일, 대수롭지 않은 일이 되고, 누구나 다 이 정도는 하는 거 아닌가 하는 생각이 들게 마련이다. 그렇지만 내가 늘 하고 있는 일, 내가 할 수 있는 일이, 이 병과 함께 지내고 있는 이들에게는 건강한 하루의 행복을 다시 찾을 수 있게 하는 계기, 기회가 될 수 있음을 되새겨 본다. 그리고 한의학적인 두드러기, 알레르기의 치료에 대해 내가 할 수 있는 한 성의껏 소개해 보고자 한다.

어느 날 불현듯 나타난 두드러기, 어느덧 n년째

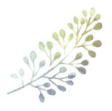

대부분의 두드러기는 어느 날부터 갑자기 생기는 편이다. 어느 날, 친구들과 조금은 폭음을 하고 돌아온 그날 저녁부터 두드러기가 나기 시작했거나, 별다르지도 않은 일상의 저녁 어느 날 샤워 후에 두드러기가 생기기도 하고, 장염을 앓고 나서 두드러기가 시작되어 수년째 지속되기도 한다. 두드러기가 급격하고 강하게 나기 시작했다면 당황하여 대체 그날 무얼 먹었는지, 무엇이 문제였는지 하루를 되짚으며 분석하기도 하지만 어느 날인가부터 한두 개씩 올라오기도 하고, 한동안 또 괜찮다가 다시 좀 시작된 두드러기라면 무엇이 문제인지 원인을 추정하기 힘든 편이다. 가끔씩은 정확하게 원인을 짚을 수도 있지만, 실은 두드러기는 대부분 그 원인을 특정하기 힘든 '특발성'이 많다. 특발성이라는 단어는 '원인이 밝혀지지 않아 알지 못하는'이라는 뜻으로, 우리가 알고 있는 상당히 많은 질환명 앞에 곧잘 붙는 편이다. '특발성 두드러기' 즉, 원인이 밝혀지지 않아 알지 못하는 두드러기가 대부분을 차지한다. 한랭 두드러기, 열 두드러기처럼 찬 것이 원인이 되거나 열 자극이 원인이 된다고 명시된 두드러기도 있지만, 실은 왜 찬 온도에 두드러기가 발생하는지, 왜 더운 온도에 두드러기가 촉발되는지 근본

이유를 알지 못하니 이것도 다 '특발성'의 범주에 있다고 볼 수 있다.

어떤 음식을 잘못 먹어서, 상한 음식을 먹어서 혹은 평소 안 쓰던 화장품을 발랐더니-여러 가지 상황을 골똘히 생각해 볼 수 있지만 실은 원인은 바깥에 있는 것이 아니라 우리 몸 내부에서 찾아야 한다. 평소에 늘 바르던 화장품에도 어느 순간 알레르기 트러블이 나고, 늘 먹던 과일도 어느 순간부터 먹으면 두드러기가 올라온다. 심지어는 아무것도 안 먹어도 저녁 시간이 되면 두드러기가 생겨나고, 반대로 그 어떤 것이라도 먹기만 하면 삼시 세끼 모두 식후에 두드러기가 올라오는 경우도 있다. 두드러기가 거의 매일, 몇 주, 몇 달, 몇 년째 지속되니 여러 병원을 전전하며 알레르기 검사도 해 보지만, 애석하게도 혈액 검사를 통해 알레르기 항원을 파악해 보는 검사에서 항원이 단 한 가지도 검출되지 않는 경우가 대부분이다. 나는 내원하는 대부분의 두드러기 환자에게 가까운 의원에 의뢰하여 MAST 알레르기 검사를 시행했던 적이 있었는데, 검사를 시행해도 IgE 레벨만 높게 나올 뿐, 특정 반응을 보이는 항원을 단 한 가지도 찾을 수 없는 경우가 대부분이었다. 항원이 명확하게 잡히면, 우선 회피 요법을 티칭하려고 열심히 검사를 해 보았지만 환자의 두드러기 증상은 매우 심한데도 불구하고 대부분 아무 항원도 찾을 수 없는 소위 '꽝'만 나올 뿐이었다. 그러자 어느 순간부터는 회의감이 들어 환자분들에게 더 이상 검사를 권유하지 않았던 경험도 있었다. 두드러기를 항체가 원인이 되는 물질에 과민 반응하는 알레르기의 개념으로 접근하면, 원인이 되는 항원이 무엇인지를 검사하여 알아내고, 그 항원을 회피하거나 그 항원에 오히려 자주 노출시켜 알레르기 반응이 줄어들도록 할 수 있겠지만(감작 요법), 항원 자체를 파악하기 힘든 경우라면 치료는 일단 나타나고 있는 증상을 줄여주는 대증 요법이 될 수밖에 없다. 그 대증 요법으로 주로 많이 활용되는 약에는 항히스타민제라는 알레르기약과 좀 더 급하고 심한 경우에 같이 적용되는 스테로이드제가 있고, 그 다음 단계로는 면역 억제제가 있다.

여기서, '대증 치료'라는 단어를 조금 짚고 넘어가야 한다. 대증 치료란 원인을 찾아서 치료하기 곤란한 경우에 겉으로 나타난 병의 증상에 대응하여 처치하는 치료법으로, 예를 들어 폐결핵의 원인이라 생각되는 세균을 제거하기 위해 항생제를 처방하는 것이 아니라 폐결핵으로 열이 나서 통증이 생기니 해열제를 처방하여 통증을 경감시키는 것을 대증 치료라고 한다. 감기에 감기 바이러스를 제거하는 약을 주는 대신, 열이 나면 해열제, 콧물이 많으면 콧물을 줄여주는 약, 가래에 가래 분비를 줄이는 약을 주어 불편한 증상을 좀 제어해 주는 동안 환자의 면역이 스스로 바이러스를 퇴치하여 낫기를 기다리는 것과 같다. 감기는 대부분 증상을 좀 가려 주는 동안 스스로 낫게 마련이고, 두드러기도 가려운 증상을 좀 가려 주는 동안 몸이 스스로 회복하여 낫는 경우도 많다. 여기서 문제가 되는 것은 감기에서 스스로 회복하지 못해 오래도록 기침을 하거나, 스스로 두드러기가 나아지지 않아 만성화되어 오래도록 지속되는 경우다.

두드러기에 항히스타민제와 스테로이드제 혹은 면역 억제제를 사용하는 것은 모두 대증 요법인 셈인데 약을 처방받는 환자분들은 그 사실을 잘 모르고 막연히 '복용하면 낫는' 개념의 약이라 생각하고 열심히 장기간 복용한다. 너무 복용 기간이 길어져서 이건 낫는 약이 아닌가 보다 생각하면 그제야 다른 치료 방법으로 한의학에 관심을 가져 보기도 하고, 점점 더 그 증상이 악화되면서 항히스타민제나 스테로이드제 복용량이 늘어나고, 복용량을 늘려도 계속 가렵고 힘드니 어쩔 수 없이 다른 대안으로 한의원을 찾아오기도 한다. 심지어는 두드러기가 발생하면 일차적으로 가기 마련인 피부과에서 이건 낫는 병이 아니므로 항히스타민제 등으로 증상을 조절하는 거다—라는 설명을 듣고는 막연하게 장기간 피부과 약을 복용하면 안 좋다는 생각에 그냥 매일 발생하는 두드러기를 견디고 사는 경우도 생각보다 많다. 매일 밤 두드러기가 큼직큼직하게 나서 가려워하고 괴로워하는 아이를 보며 마음 아파하면서도 낫는 치료가 없다니까 수년째 그냥 지내다가, 우연히 다른 질환으로 한의원에 내원하여 '이건 낫는 병'이라는 설명을 듣고 치료하여 3개월 만에 다 나은 아이를 보며 "이렇게 낫는 줄도 모르고 몇 년을 그냥 지냈다"며 가슴 아파하던 부모님도 있었다. 그렇다. 한의학 치료는 대증 치료가 아니다. 한약으로 치료하여 증상이 호전되고 나면, 한약을 중단한다고 증상이 재발하지 않는다. 과민 반응을 보이던 면역 체계가 균형을 되찾아 안정되도록 돕는 것의 한의학의 접근 방법이기 때문이다.

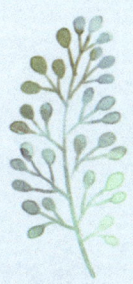

── 2장 ──

두드러기는 과연 알레르기일까?

무언가 정상과는 다른 반응, 알레르기

    알레르기라는 단어는 '다른, 변형된 것'의 뜻을 갖는 allos라는 그리스어에서 유래되어 독일어 알레르기(allergie), 영어의 알러지(allergy)로 변화하여 '정상적이지 않은 과민 반응'을 뜻하게 되었다. 1906년 오스트리아 빈의 클레멘스 폰 피르케가 그의 환자들 중 몇몇이 다른 사람들은 아무런 반응을 보이지 않는 먼지, 꽃가루, 특정 음식 등에 과민한 반응을 보이는 것을 관찰하여 소개하면서 알려지게 되었다. 무언가 정상과는 다른 반응, 그것이 알레르기이다.
    우리의 면역 체계는 우리 몸의 구성 세포가 아닌 외부 생물 즉, 바이러스, 세균과 같은 미생물이 우리 몸으로 침투해 들어오지 못하도록 방어하는 역할을 하고 있다. 외적의 침입을 막아 내어 국경을 지키는 군대와 같다. 더불어 사회 내의 치안을 담당하여 질서를 유지하는 경찰의 역할도 한다. 사회 내에서 활동하는 범죄자를 찾아내어 사회에서 격리시키듯, 몸 안에서 암세포처럼 잘못 분열되는 세포나, 잘못 만들어진 생성물을 찾아내어 제거하는 일도 하고 있다. 면역은 군인이자 경찰인 셈이다. 그러다 보니 외적인지 우리 국민인지, 범죄자인지 바른 시민인지를 잘 감별하는 과정이 매우 중요한데, 이 감별력이 무너지기 시작하

는 것이 우리가 흔히 접하는 두드러기, 알레르기성 비염, 아토피와 같은 알레르기 질환, 베체트병 크론병, 쇼그렌증후군, 류마티스 같은 자가 면역성 질환이다. 면역 체계가 오작동하여 '정상과는 다른 반응'을 하기 시작한 것이다. **이 지점에서 던져야 할 중요한 질문은 "왜 면역 체계가 오작동하게 되었을까?"이다.** 왜 알레르기가 없던 사람에게 어느 순간부터 알레르기 반응이 생겼을까? 왜 어느 날부터 자가 면역성 질환이 생겼을까? 무엇이 문제였을까? 어떻게 하면 다시 면역을 정상화시킬 수 있을까? 이렇게 질문을 던졌다면 면역이 오작동하게 된 원인을 우리의 생활 환경, 식생활 습관, 수면 습관, 스트레스 등에서 살펴보고 건강한 생체 환경을 만들기 위해 노력하게 된다. 그렇지만 이 포인트에서 왜 면역이 오작동하게 되었는지를 탐구하지 않고, **"어떻게 하면 오작동하고 있는 면역과 그로 인해 나타나는 불편한 증상을 억제할까?"로 방향을 틀어버리면 항히스타민제, 스테로이드제, 면역 억제제를 제시하게 된다. 모두 증상 완화, 증상 억제제일 뿐 근본 원인 해결과는 거리가 먼 치료법이다.** 앞선 군대, 경찰 비유를 이어가자면, 너무 덥고, 너무 춥고, 월급도 제때 지급되지 않고, 필수 인력도 보충되지 않는 등 근무 환경이 너무 열악해지자, 경찰이 범죄자를 색출하여 단속하는 역할을 제대로 하지 않고 무고한 시민을 괴롭히며 분란을 일으키게 된 상황이 '면역의 알레르기, 자가 면역성 행동'이다. 어떻게 해결해야 할까? 당연히 근무 환경을 개선해 주고, 월급을 제때 지급하며, 필수 인력도 보충하고, 제대로 된 일을 할 수 있도록 독려해 줘야 한다. 불량해진 경찰이 시민을 괴롭힌다고 경찰이 갖고 있던 수갑, 곤봉, 테이저건을 압수해 버리면 당장 시민을 괴롭히는 행동을 줄일 수는 있겠지만 상황은 해결되지 않고 경찰은 계속 불량 경찰로 남게 되며, 범죄자 색출이라는 필수 기능조차 마비된 사회는 더욱더 곪아 들어가게 된다. 이 사회 시스템을 어떻게 정상화시킬지 방법을 찾아내어 해결해야 하는 것은 내 몸의 대통령으로 몸을 통치하고 있는 바로 나 자신이다.

현대 의학(서양 의학)으로 살펴보는 두드러기

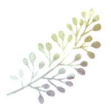

두드러기를 알레르기성 염증 반응이라는 전제하에 적용되는 약들에 대해 살펴보면서 서양 의학(현대 의학)의 관점에 대해 이해해 보자.

2018년부터 유럽 알레르기 학회 및 세계 알레르기기구 가이드라인(EAACI/GALEN/EDF/WAO Guideline(2018)
Allergy 2018;73:1393-1414.

만성 두드러기 치료 4단계

1단계: 2세대 항히스타민제 투여(이전 단계 치료 이후 2-4주 또는 그 이전에 증상을 견딜 수 없는 경우)
  - 50% 이상의 환자에서 항히스타민제에 불충분한 효과를 보임

2단계: 항히스타민제 4배까지 증량(이전 단계 치료 이후

2-4주 또는 그 이전에 증상을 견딜 수 없는 경우)
  - 30%에서는 2단계에서도 두드러기 증상이 잘 조절
    되지 않음

3단계: 오말리주맙 추가(이전 단계 치료 이후 6개월 또는 그
  이전에 증상을 견딜 수 없는 경우)

4단계: 사이클로스포린[면역 억제제] 추가

기존 가이드라인: 2단계 적용 1~4주 이후 오말리주맙 또는
사이클로스포린 또는 몬테루카스트를 사용하도록 권고

두드러기에 우선적으로 쉽게 접근할 수 있는 약은 항히스타민제로 내성이 없으며 가렵고, 부풀어 오르는 두드러기 증상을 빠르게 제어할 수 있다. 1세대 항히스타민제는 두드러기의 팽진과 가려움을 효과적으로 줄여 주지만 부작용으로 나른함, 졸림, 입 마름이 있어서 이 부작용을 줄인 2세대 항히스타민제를 먼저 활용하는 편이다. 항히스타민제 하루 1알 정도로 증상이 제어되지 않는다면 항히스타민제 여러 가지를 병합하여 처방하게 되는데, 이때에는 저녁에 복용하는 용으로 1세대 항히스타민제가 처방되기도 한다. 저녁 때 복용하면 졸림 진정 부작용을 잠으로 만회하면서, 좀 더 강한 두드러기 억제 효과를 얻을 수 있기

때문이다. 유럽 알레르기 학회 가이드라인에서는 1단계, 2단계에서 주로 항히스타민제를 배합하여 두드러기와 가려움을 제어하는데, 항히스타민제로도 제어가 안 되면 그 다음 단계로 두드러기용 면역 억제제의 일종인 오말리주맙(상품명 졸레어) 투여가 권고되고 있지만, 국내 임상에서는 흔히 스테로이드와 항히스타민제를 병합 투여하는 경우가 많다. 아마도 오말리주맙은 환자가 부담해야하는 비용이 비싼 반면, 스테로이드는 저렴한 비용으로 환자에게 부담을 주지 않고 처방할 수 있다는 현실적인 이유 때문일 것 같다. 강하고 급성적으로 올라오는 두드러기에 스테로이드를 투여하여 급한 불을 끌 수만 있다면 이것도 나쁘지 않은 방법이다.

두드러기 급성기에 증상이 초반부터 매우 강하면 1, 2단계를 거치지 않고 스테로이드와 항히스타민제 병합 투여로 바로 들어가는 경우도 많다. 문제는 스테로이드까지 투여하여도 두드러기가 잘 잡히지 않을 때인데, 이때 한약 치료가 대안이 된다. 가장 좋은 것은, 두드러기가 시작하고 초기에 항히스타민제를 복용하여 증상이 좀 제어되는 상태로 2~3주 이상 계속 두드러기가 반복적으로 올라오고 있으면 스스로 면역이 안정되지 않는다고 생각하고 근본 치료를 시도하는 것이다. 즉, 증상을 좀 제어해 주는 항히스타민제가 불편한 증상을 눌러주고 있는 동안 몸을 이완시키고, 식생활을 바르게 하고, 수면을 패턴을 바로잡아도 두드러기가 반복된다면 스스로 회복하기 힘든 상태라 판단하고 한의학의 도움을 받아 건강을 회복하고 면역을 안정시키는 것이다. 두드러기의 정도가 심하지 않은 상태에서 몸을 한약으로 도와주면 한 달 안에 회복되는 경우가 많다.

그렇지만 두드러기의 정도가 강하면, 항히스타민제와 스테로이드제 병합에도 해결되지 않고 잠깐 가라앉고 또 두드러기가 올라오거나, 좀 덜하긴 해도 계속 두드러기가 있는 상태를 유지하는 모습을 보인다. 이런 상태에서 한약을 시도하면 일단 두드러기의 기세가 꺾이면서 기존에는 효과가 없던 항히스타민제에도 두드러기가 제어되기 시작한다. **강한 소염제의 대표 격인 스테로이드 주사제보다 한약이 더 큰 힘을 발휘하는 것을 볼 수 있다.** 이 대목에서 중요한 것은, 한약은 스테로이드처럼 부작용을 감수하면서 사용하는 약이 아니라는 것이다. 스테로이드는 갑자기 중단하였을 때의 증상이 갑자기 다시 재발하는 리바운드를 우려하여 용량도 서서히 줄여 가지만 한약은 증상이 다 나았다면 당장 오늘 중단해도 증상이 재발하지 않는다. 증상만 억제해 놓은 대증요법이 아니라 원인 치료의 개념이기 때문이다. 스테로이드에도 제어가 안 될 정도로 두드러기가 강하면 아무래도 한약 치료로 한 달 안에 빠르게 낫기는 쉽지 않다. 경찰의 무기를 다 빼앗아도 분노한 경찰이 맨몸으로 폭동을 일으키고 있는 것과 비슷한데, 강한 폭동을 진압하고 근무 환경을 개선하여 정상화시키는 과정이 필요하기 때문이다. 치료 기간이 1달 이상 3달 이하 정도로 길어질 확률이 높아진다.

국내에서 두드러기에 마지막 단계로 많이 활용하는 약은 사이클로스포린이나, 오말리주맙(상품명 졸레어)이다. 오말리주맙은 비교적 최근에 개발된 생물학적 제제이다. 4주마다 반복하는 피하 주사 형태로, 혈중의 IgE와 결합하여 IgE가 high affinity IgE 수용체인 FcεR1에 결합하는 것을 방해하는 항체 치료제이다. 원래는 심한 천식 치료제로 개발되었고, 이후 2014년 만성 특발성 두드러기의 치료제로 미국 식품의약국의 승인을 받아 국내에서도 2017년부터 사용 가능해졌다. 비교적 최근에 개발된 약이지만 항히스타민제로 조절되지 않는 두드러기에 면역 억제제인 사이클로스포린(cyclosporine)과 더불어 3차 치료제로 많이 활용되고 있다. 극심한 두드러기에 오말리주맙의 효과는 상당히 좋아서 70~80% 환자의 두드러기 증상이 없어지는 경과를 보인다고 알려져 있다. 극심한 두드러기로 인해 밤잠을 자지 못하고, 일상생활이 힘들어지는 환자에게는 너무 절실한 일상을 돌려주는 구세주와도 같은 역할을 한다.

나는 두드러기를 중점적으로 진료하고 있으니 이 오말리주맙(졸레어)에 대해서도 환자를 통해 간접적으로 경험을 하게 되는 편인데, 현실 임상을 하는 한의사의 관점에서 보았을 때 오말리주맙을 4가지 경우로 나눌 수 있었다. 첫째는 오말리주맙이 매우 고마운 케이스이다. 두드러기가 한약으로 낫기에는 그래도 시간이 좀 걸리는 데 반해, 환자는 당장 너무 극심한 스트레스와 두드러기를 겪고 있고 몸은 약해져 있어 청열 한약에 설사가 유발되어 청열약 복용을 유지하기 힘든 경우가 있다. 일반적으로는 어느 정도 소화기를 보강하면서 열을 내려주는 한약으로 무리 없이 잘 호전되는 편인데 이렇게 하기에는 한약이 역부족이라는 느낌이 드는 환자가 있었다. 예를 들자면, 자녀가 급작스레 중병 진단을 받고 투병을 시작하여 아이와 같이 병원 생활을 하며 병간호를 이어간 지 얼마 지나지 않아 마음을 준비할 겨를도 없이 자녀를 잃게 되었던 중년 여성의 경우였다. 아이가 진단을 받고 병원 생활을 시작할 무렵 이 여성에게는 강한 두드러기가 생겨났고, 그래도 초반에는 한약을 복용하면 두드러기가 나아지는 편이라 평소 소화기가 약한 것을 고려하여 비교적 부드러운 청열약에 보강약을 혼합하여 간헐적으로 한약을 복용하며 도움을 받고 있었다. 그러다 어느 시점부터 두드러기가 더욱 강화되어 청열 약재를 증량해야 하는데, 소화기가 약하여 청열 한약을 강하게 하기가 힘들었다. 이러던 차에 오말리주맙을 적용하여 일단 두드러기가 해소될 수 있었던 경우다. 이렇게 딱딱한 문장으로 설명하기에는 너무 마음 아픈 이야기인데, 당시의 나는 여느 두드러기를 치료하는 청열 한약으로는 도저히 이 여성분의 슬픔을, 아픈 마음을, 온몸으로 표현해 내는 스트레스를 제어할 수 없겠구나 느끼던 시기였고, 이때에 오말리주맙은 당장 극심한 두드러기 증상을 제어해 주고 잠을 잘 수 있게 해 주는 고마운 약이었다.

두 번째는 오말리주맙 주사를 수년째 이어가고 있는 경우다. 4주 간격으로 계속 졸레어 주사를 맞지 않으면 어김없이 두드러기가 재발하는 환자들이 있다. 본래 오말리주맙은 치료를 중단하면 증상이 80~90% 재발하며 완전 관해율은 10%라고 연구되어 있다. 오말리주맙의 효과로 약효가 있는 동안에는 두드러기가 없지만 주사 효과가 떨어지면 여지없이 계속 증상이 반복되니 한약으로 근본 치료를 해 보고 싶어 하는, 두드러기가 오래되고 심한 환자들이 있다. 이런 분들은 한약으로도 치료하는 과정이 녹록지 않다. 우선 한약으로 치료를 진행하기 위해서는 증상을 확인하고 경과를 파악하기 위해 오말리주맙을 중단해 봐야 하는데, 이 자체가 큰 스트레스로 작용한다. 주사만 맞으면 증상이 없으니, 근본 치료를 하겠다고 두드러기 증상을 버텨가며 한약 치료를 하는 과정이 훨씬 더 어렵게 느껴지기 때문이다. 조금만 힘들어도 얼른 주사를 맞고 편해지고 싶은 마음을 누르기가 어려운 것이다.

그래서 치료도 더욱 어려워진다. 위 첫 번째 사례에서 언급한 여성 환자분도 최근에 소식을 들어보니 벌써 2년 가까이 정기적으로 오말리주맙 주사를 맞고 있었다. 당장의 급한 증상을 잡아 주어 잠을 잘 수 있게 하고 일상을 가능하게 해 주는 고마운 존재였지만, 근본 치료가 아닌 만큼 장기간 투여가 이어지는 경우가 생각보다 많다.

　세 번째는 오말리주맙으로도 두드러기가 억제되지 않아 한의원을 찾아온 환자들이다. 이 환자군 역시 오말리주맙으로도 제어되지 않을 만큼 두드러기가 극심한 상태이니 치료가 쉽지 않기는 두 번째 경우와 비슷하겠지만, 오히려 두 번째보다 완치율은 좋은 편이다. 환자로서는 더 이상의 대안이 없기 때문에 한약 치료에 열심히 매진하기도 하고, '오말리주맙으로도 해결 안 되는 두드러기'라는 절박함도 있어서 생활 패턴, 직업 환경 등을 바르게 하려고 더욱 노력하기 때문이라고 생각된다.

　네 번째는 오말리주맙을 투여해 성공적으로 두드러기 증상이 제어되고, 또 성공적으로 주사 간격을 서서히 늘려서 단약까지 완주하는 케이스이다. 오말리주맙으로 두드러기 증상을 제어하는 동안에 1~2년에 걸쳐서 서서히 스트레스에서 벗어나고, 점진적으로 건강이 회복되어 스스로 면역이 안정되는 과정을 밟는 케이스라고 생각된다. 이 경우는 양방 쪽 치료로 완주하게 되는 좋은 케이스이니 한의사인 나는 만나볼 일이 없다.

　그리고 한의사의 관점에서 볼 때 흥미로운 점은 오말리주맙의 임상 연구 시 비인두염, 부비동염 등의 감염과 두통, 관절통이 아래 표와 같이 증가하는 경향을 보였다는 보고이다. 이런 일종의 부작용이 왜 발생하는지를 면역학적으로 명확히 설명하기는 아직 어려워 보인다. 그러나 한의학적으로는 비인두, 부비동, 호흡기 상부의 염증과 두통은 신체 상부의 열이 증가하면서 나타나는 증상으로 분류할 수 있다. 두드러기는 체표의 열이 누적되어 나타나는 반응으로, 오말리주맙으로 면역 기전을 억제하여 겉으로 증상은 보이지 않지만 피부에서 해소되지 않은 열이 풍선 효과로 다른 쪽으로 몰려 나타나는 증상으로 생각해 볼 수 있겠다. 결국은 해소하지 않은 열은 어디론가 다른 통로를 통해 표출되는 것이지 않을까.

[비인두염, 부비동염 등의 감염과 두통, 관절통의 증가]

이상사례 (MedDRA 권장용어)	임상시험 Q4881g, Q4882g, Q4883g 취합			빈도 범주
	위약 N=242	150mg N=175	300mg N=412	
감염 및 기생충 감염				
비인두염	17 (7.0%)	16 (9.1%)	27 (6.6%)	흔하게
부비동염	5 (2.1%)	2 (1.1%)	20 (4.9%)	흔하게
바이러스성 호흡기 상부 감염	0	4 (2.3%)	2 (0.5%)	흔하게
신경계 장애				
두통	7 (2.9%)	22 (12.6%)	26 (6.3%)	매우 흔하게
근골격계 및 결합조직 장애				
관절통	1 (0.4%)	5 (2.9%)	12 (2.9%)	흔하게

출처: 식품의약품 안전처, 졸레어주사(오말리주맙) 제품 정보

국내 두드러기 치료

1단계: 2세대 경구 항히스타민제 투여 후
2단계: 항히스타민제 용량을 2~4배 증량하거나 2~4개의 2세대 항히스타민제를 병합해 투여 (2주 이상 증상이 조절되지 않는 경우)
3단계: 류코트리엔 억제제, H2 길항제, 생물학적 제제(오말리주맙) 또는 면역 억제제의 추가적인 요법을 고려 (2~4주 후에도 증상이 지속될 경우)

실질적으로, 스테로이드제의 처방 이전에 졸레어 사용을 추천하는 것이 최근 가이드라인이나 그러나 국내 만성 두드러기 환자는 항히스타민제+스테로이드가 가장 흔히 처방되는 치료 요법이다. 여러 부작용(배뇨 곤란, 체중 증가, 어지럼증, 저혈압 등)을 동반할 수 있는 1세대 항히스타민제나 스테로이드제 처방도 여전히 높은 수준이다.

스테로이드 잘 쓰는 의사가 명의

의사들 사이에서는 '스테로이드 잘 쓰는 의사가 명의'라는 말이 있다. 이 말에는 중의적인 면이 있는데, 표면적으로는 적절한 시기에, 적절한 용량으로, 적절한 기간 동안 스테로이드를 '잘' 활용하면 효과적으로 질환을 잘 제어하고 치료할 수 있다는 의미를 갖는다. 그러나 그 이면에는 스테로이드를 고용량, 장기 사용 시 나타날 수 있는 수많은 부작용을 고려하지 않고 무조건 '많이' 처방하면 그 즉각적인 효과로 인해 환자들에게 '명의'라는 칭송을 받으며 인기 의사가 되는 현실의 씁쓸함을 표현하는 말이기도 하다.

스테로이드는 페니실린과 더불어 현대 의학의 치료 혁명을 일으킨 약물 중 하나로 손꼽히고 있다. 1941년 페니실린이라는 항생 물질의 발견이 인류를 각종 감염성 질환에서 구제하는 포문을 연 역사적인 사건이었던 만큼 1949년 발표된 코르티손(스테로이드)을 류머티즘 관절염 환자에게 적용하여 관절염으로 걷지도 못 했던 환자를 걷게 했던 사례는 현대 의학의 기념비적 순간이었다.[3] 코르티손을 부신에서 추출해 낸 에드워드 켄들과 이를 류머티즘 환자에게 적용하여 그 효과를 입증해 낸 필립 쇼월터

---

3) 참고 서적: 제임스 르 파누, 《현대 의학의 거의 모든 역사》. p29~p49.

헨치는 이 공로를 빠르게 인정받아 1950년 노벨상을 수상하였다. 그러나 얼마 안 있어 고용량 스테로이드를 적용하여 빠르고 극적인 치료 효과를 내었던 류머티즘 환자들에게 수많은 부작용이 나타나 헨치를 힘들게 하였다. 이후에는 점차 적은 용량의 스테로이드를 외용제로 사용하거나, 위기 시에만 짧게 사용하고 약을 끊으면 큰 부작용 없이 좋은 치료 효과를 낼 수 있다는 것이 밝혀져 현재까지도 광범위한 분야에 활용되고 있다.

스테로이드는 부작용이 심하지 않도록 짧은 기간에 활용하여 염증을 해소하여 질환을 치료하는 방침이 가장 이상적이다. 그렇지만 현실은 그렇지 못한 경우가 많다. 각종 만성적인 염증성 질환에 스테로이드가 아니면 대안이 없기에 어쩔 수 없이 그 부작용을 감내하면서 장기간 사용해야 하는 경우가 생각보다 많다.

양방에서는 아토피 피부염 같은 만성 염증성 질환이나, 베체트, 루푸스, 류머티즘 관절염, 쇼그렌 증후군과 같은 자가 면역성 질환 등에 어쩔 수 없이 장기적으로, 때로는 고용량으로 스테로이드제를 사용하게 된다. 문제는 '다른 대안이 없으므로 어쩔 수 없이' 사용하게 된다는 이 논리에는 '현대 의학(서양 의학) 관점에서'라는 전제가 깔려 있다는 것이다. 즉, 한의학적으로는 다른 치료 방법, 좀 더 나은 해결 방법이 있음에도 불구하고 양한방의 소통 부족, 교류 부재로 환자들은 반쪽짜리 정보만을 듣게 되는 경우가 상당히 많다. 이렇게 스테로이드를 장기간 사용하여 그로 인해 떠안게 되는 부작용을 만들게 아니라 처음부터 장기간 사용 시 생길 수 있는 부작용에 대해 자세한 설명을 듣고, 스테로이드가 아닌 다른 선택지도 있다는 것을 알 수 있다면 얼마나 좋을까?

※ 스테로이드의 부작용으로는 골다공증 골괴사, 근육병증, 소화성 궤양, 감염, 몸의 부종, 혈압 상승, 심부전증, 심부정맥, 근육 강직성 경련, 동맥경화증, 내당능 장애와 당뇨, 체중 증가, 이상 지질 혈증(혈장 내 총 콜레스테롤, 저밀도지질단백, 초저밀도지질단백, 중성지방 등이 상승), 백내장, 녹내장, 쉽게 멍이 들거나 반상 출혈, 피부 위축, 상처 치유의 지연, 여드름, 색소 침착, 안면 홍조, 입 주위 피부염, 머리카락을 제외한 털의 발생, 신경 정신과적 부작용[4] 등이 있다.

두드러기에서 스테로이드는 급성기에 사용되지만, 장기간 사용되는 경우는 적은 편이다.

스테로이드제는 일반적인 양상의 만성 두드러기에는 잘 사용하지 않는 편이나, 두드러기 급성기에 한하여 증상이 너무 심하면 항히스타민제와 스테로이드를 같이 처방하여 일시적으로 증상의 완화를 도모하기도 한다. 문제는 이렇게 해도 증상이 완화

---

4) 스테로이드 처방의 허(虛)와 실(實). 가톨릭대학교 의과대학 서울성모병원 류마티스내과 김지민·박성환 2009

되지 않아 가려움으로 잠을 잘 수가 없고, 일상생활에 지장을 초래하는 경우가 간혹 있다는 것인데, 흥미롭게도 이런 강한 증상에 청열(淸熱) 한약을 활용하면 효과적으로 증상의 기세가 꺾이고, 완화된다. 증상이 완화되고 난 이후에는 다시 스테로이드 혹은 항히스타민제도 어느 정도 효용성을 발휘하게 된다. 두드러기에 한의원을 이용하는 환자는 만성 상태인 경우가 대부분이라 두드러기가 발생한 지 며칠 안 되는 급성기 환자는 별로 없는 편이지만, 항히스타민제와 스테로이드제 조합에도 증상이 제어되지 않아 급하게 한의원을 찾아오는 환자들이 가끔 있다. 이렇게 심하지 않다면 초기에는 피부과에서 처방해 주는 항히스타민제로 두드러기가 잘 가라앉는 편이라, 항히스타민제 복용 기간이 몇 개월씩 계속 지속되어 나을 것 같지 않거나 복용 용량이 점차 더 늘어나 두드러기가 악화되는 상태라고 느낄 때 비로소 근본 치료가 필요하다고 느껴 한의원을 방문하게 되지만, 두드러기 발생 초반부터 한의학 치료를 하는 것이 더 효율적일 수 있다. 다만 한약은 비급여(국민 건강 보험 적용 대상이 아님)로, 치료 비용이 부담이 될 수 있다는 측면에서는 항히스타민제로 증상 조절이 잘 된다면, 그 사이 충분히 쉬고 스트레스를 해소하여 자연스레 좋아지길 도모하는 것이 좋을 수 있다.

두드러기 치료 한약에 대해서도 알아보자

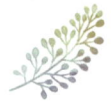

　나는 한의사이면서 한의학을 사랑하지만, 한의학 만능주의자는 아니다. 한약과 양약 모두가 인류가 수천수만 년 세대를 이어 살아오면서 얻게 된 지식과 지혜의 산물이라고 생각한다. 한의학은 19, 20세기 이후로 주도권을 가져온 서양의학에 대응하여 인류가 가져야 하는 '의학의 다양성' 중 하나라는 생각이다. 다양성을 잃은 학문은 다양성을 잃은 생물종처럼 변화하는 환경에 적응하지 못하고 멸종할 확률이 높아지기 마련이지 않은가. 한의학을 공부해 보면, 한의학은 현대 서양 의학이 인체를 바라보는 관점과 상당히 다른 시선으로 우리 몸과 건강에 접근한다는 것을 알게 된다. 의학의 기술로 신체의 기능과 기전을 제어하고 대체하도록 약물을 넣어주거나 수술을 하는 방식이 서양 의학이라면, 몸이 원래 갖고 있던 기능, 균형을 본래의 모습대로 되돌리도록 돕는 것이 동양 의학이다. 의학조차도 그 문화권의 가치관을 담기 때문이다.

　실험실에서 새로 만들어 낸 화합물을 세포 실험하고, 효과를 내는 성분을 선별한 후 약으로 만들어 내는 방식으로 시작하여 근현대의 제약회사를 통해 비약적으로 성장한 서양의학과는 달리 동양 의학은 철저히 풀뿌리 의학으로 발전했다. 수천 년 전부터 이름 없는 누군가가 자발적으로 주변의 식물들을 먹어 보고 효능을 발견하여 기록하였고, 전승되어 어느 시점부터는 그 약초들을 조합하여 처방을 만들고, 그 임상 결과를 의서로 남기기 시작한 것이 동양 의학의 발전 방법이었다. 병든 동물이 주변의 약초를 뜯어먹어 스스로를 치료하려 하는 것은 오랜 시간 진화를 통해 유전자에 새겨진 본능적인 행동이어서 개, 유인원 등 여러 동물에서 관찰되는 행동이다. 인간은 다른 동물과는 달리 이를 더 많이 시도하고, 기록하여 남기면서 데이터를 축적하고 이후에는 여러 약초들을 배합하여 활용하는 방법을 터득해 왔다. 주변에 분포하는 다양한 식물들을 직접 먹어 보고 이용해 보는 과정에서 분명 다수는 안 맞는 식물을 먹고 배탈이 나기도 하고, 부작용도 겪어 보고 심지어는 죽기(?)도 했을 것이다. 동양의 의학은 복용하면 안 되는 식물과 안전하게 효과를 내는 식물을 파악하여 모양과 효능을 기록하고 어느 증상에 어떻게 복용해야 하는지 꾸준히 적용해 보면서 임상 결과를 축적했다. 조선 시대에 편찬된 '향약집성방', '동의보감', 다산 정약용 선생의 '단방신편(單方新編)'을 보아도 중국에서 전해진 의서에만 의존하지 않고 당시 조선의 민간에서 활용되고 있는 민간요법을 새로 수집하여 기록하고 있다는 것을 알 수 있다. 풍토와 기후가 달라서 분포가 다르지만, 꾸준히 활용되고 있는 조선의 약초들을 수집하여 의학 데이터를 업데이트해 왔던 것이다. 즉, 한의학은 오랜 세월에 걸쳐 직접 인체에 적용해 보고 안전성과 효능이 검증된 식물들이 약초로 자리 잡아 활용되어 왔으며, 실험실에서 배합해 낸 특정 성분의 단일 화합물로 생산되는 약이 아닌, 자연이 생산해 낸 다양한 약초의 다양한 성분으로 구성된다는 것이 현대 서양 의학과 크나큰 구별점이다.

  현대 의학의 발전 역사를 살펴보면 인체의 생리 기전을 알아낸 후에 이에 맞는 약물을 찾아내고 생산하는 방식의 연역적 과정을 거친 경우는 생각보다 많지 않다. 대부분 여러 가지 화합물을 만들어서 세포에 적용해 보고, 거기서 활용할 만한 효과를 내는 성분을 골라내어 다시 동물 실험을 해보고, 이를 인체에 적용하여 임상에 활용하여 효과가 확인되면 이에 맞추어 인체 생리 기전을 유추해 내는 방식들이 많았다. 예를 들면, 1928년 모노아민산화 효소가 발견되어 이를 바탕으로 이프로니아지드라는 약을 개발하였는데 이는 원래 폐결핵 치료를 위해 개발되었다. 1951년, 이를 폐결핵 환자에게 적용하여 관찰해 보니, 유독 이 약을 복용한 환자들이 밝아지고 활기찬 모습이 되는 것에서 힌트를 얻어 항우울제로 활용하게 되었고 이를 바탕으로 모노아민 산화 효소와 노르아드레날린과 세로토닌의 관계가 연구되면서 항우울제 기전이 점진적으로 밝혀지게 되었다. 현대 의학의 기적과 같은 역할을 했던 스테로이드도 비슷한 과정을 통해 발견되었다. 2차 세계 대전 당시 독일군이 소의 부신피질에서 호르몬을 분리해 낸 호르몬 주사를 맞고 1만 미터 고도에서 비행할 수 있다는 소문이 돌기 시작하면서 관심이 증폭되었고 이후 1948년 제약 회사에서 호르몬 합성에 성공하게 되었다. 이를 1948년 헨치 박사가 류머티즘 관절염 환자에게 고용량으로 투여해 보았더니 극적인 호전 경과를 보였고, 이를 발표하게 되면서 각광을 받기 시작했다. 이후 스테로이드를 고용량으로 사용하면 심한 부작용이 동반된다는 사실이 밝혀지면서 그 열기가 꺾이는 듯했으나, 차츰 고용량 단기 사용, 혹은 저용량 적용을 통해 원인을 알지 못하는 다양한 질환에 활용할 수 있게 되었다. 그러나 현재까지도 코르티손(스테로이드)이 염증 반응을 조절하는 기전을 어느 정도 추정하기는 하나 명확히 밝혀지지 않았다고 한다. 오말리주맙의 경우에도 두드러기에 억제 효과를 인정받아 이미 공식적으로 사용되고 있으나 그 작용 기전은 '추정'한다고 표현하고 있는 것도 같은 예라고 볼 수 있다.

　이는 한약도 마찬가지이다. 이미 수천 년에 걸쳐 효과를 내는 다양한 약초를 찾아내었으며 한의학적인 기전으로 약초의 배합 규칙을 세우고 이를 통해 처방을 구성하여 병을 치료하고 있지만 현대 과학적인 기전은 밝혀지지 않은 경우가 대부분이다. 한약은 단일 성분 화합물과는 달리 그 식물 안에 포함되어 있는 분석하기 어려운 다양한 성분의 총합이기 때문에 그 기전을 밝혀내는 일은 여전히 멀고 험난하다는 현실적인 이유도 있다. 그렇기에 여전히 한의학의 이론과 한의학의 용어로 인체와 그 치료법을 설명하고 있다.
　한의학은 알레르기라는 개념과는 별개로, '두드러기'를 '은진'이라고 하여 여러 가지 처방을 제시하고 있는데, 처방을 전반적으로 살펴보면 두드러기의 원인을 '열'과 '순환'의 문제로 보고 있다. 두드러기를 치료하는 한약에 대해서는 양약에 비해 알려진 바가 많지 않고, 그만큼 일반 대중들에게는 생소한 개념이 많으므로 차근차근 내용을 전개해 보도록 하겠다.

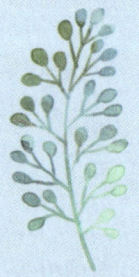

— 3장 —

두드러기는 열(熱)이다

과도한 체표 순환

앞에서도 언급했듯이, 실제 임상에서 두드러기를 '알레르기의 일종'이라는 개념으로만 접근하면 현실적으로 두드러기의 80~90%를 차지하고 있는 특발성 두드러기를 설명할 방법이 없어진다. 알레르기라는 범주 안에 넣어 놨으니 그 원인이 되는 항원 물질을 찾으려고 애써 보지만 그 노력은 대부분 헛된 결과로 돌아온다. 항원 검사를 해 봐야 늘 검출되는 것은 하나도 없고, IgE만 높게 나오는 경우가 대부분이다. 이 지점에서 두드러기를 치료하는 의사라면 한번 물음을 던져봐야 한다.

'어라? 두드러기는 이렇게 심한데 항원이 하나도 검출되는 게 없다고? 이상하다?'

그리고 또 수상한 포인트가 보인다. 대부분의 특발성 두드러기는 재미있게도 더운 환경에서 좀 더 유발되는 경향성이 보인다. 대부분의 두드러기는 호르몬 일주기 리듬에 의해 체온이 점차 높아지는 저녁 시간 즈음부터 잠들기 전까지 유발되거나 좀 더 강화되는 편이다. 더불어, 명확하게 더운 물 샤워나 탕욕 자극에 의해 유발되는 경우도 매우 흔하다. 또, 운동을 해서 체온이 높아질 때 촉발되는 경우도 많다. 이러한 열 자극이 주어질 때 두드러기가 발생하는 것을 많은 의사들도 관찰하였기에 '열 두드러기'라는 특성을 반영한 카테고리도 따로 만들어 놨다. 이 지점에서 또 하나의 의문점이 생긴다. 왜, 체온이 높아지면 알레르기가 유발될까? 체온이 높아지면 면역계가 과민해지는 걸까?

　반대로, 두드러기가 막 올라오는 시점에 찬물 샤워를 하거나, 선풍기, 에어컨 바람을 이용하거나 두드러기 올라오는 부위를 냉찜질하여 체온을 떨어뜨려 주면 두드러기는 빠르게 가라앉는다. 같은 원리로, 더운 물 대신 미지근한 물로 샤워를 하면 두드러기가 촉발되지 않는다. 알레르기, 면역이라는 카테고리를 잠시 접어두고 보면 기전은 훨씬 단순하고 명확해진다. **체온이 올라가 체표 순환이 강화되면 체표의 혈관이 확장되어 혈관 속 혈장 삼출물이 피부 쪽으로 유출되면서 혈장에 포함되어 있던 히스타민에 의해 가려움증도 유발되는 것이다.**

　물리적인 열, 즉 실제 더운 온도에 의해 체표 쪽 순환이 강해지기도 하지만, 감정적 흥분 상태, 긴장 상태에 의해 교감신경이 자극되면 심장 박동이 빨라지면서 신체 상부와 체표의 혈압이 높아지게 된다. 화가 나거나 스트레스가 강한 상황에서 바로 자극되어 올라오는 두드러기도 이렇게 이해할 수 있다. 두드러기를 겪고 있는 환자들의 세세한 상황 묘사를 경청하면, 감정적으로 격앙되어 화를 내는 순간부터 두드러기가 올라왔다는 경험담을 제법 많은 환자들에게서 들을 수 있다. 버럭 화를 내는 상황이 아니어도 회사에서 업무 시간 등에 스트레스가 높아지는 그 순간, 즉각적인 두드러기 반응이 보이는 경우도 흔하다. 혹은 반응이 아주 즉각적이지는 않아도 스트레스가 유독 많은 날, 정신없이 바빴던 날에 대체로 두드러기가 더 악화되는 모습을 보인다. **이러한 여러 가지 상황들을 종합해 보면 특정 항원과 상관없이 외부의 더운 환경**

이나, 스트레스로 인한 과긴장으로 심부 체온이나 체표 체온이 올라가는 생체 환경에 의해서 면역계가 과민해져 알레르기 염증 반응이 촉발된다고 생각해 볼 수 있다. 그렇다면 <u>과민해진 면역 기전을 약으로 억지로 차단할 게 아니라, 더워진 생체 환경을 식혀 주어 정상화하는 것이 근본 해결 방법이 된다.</u>

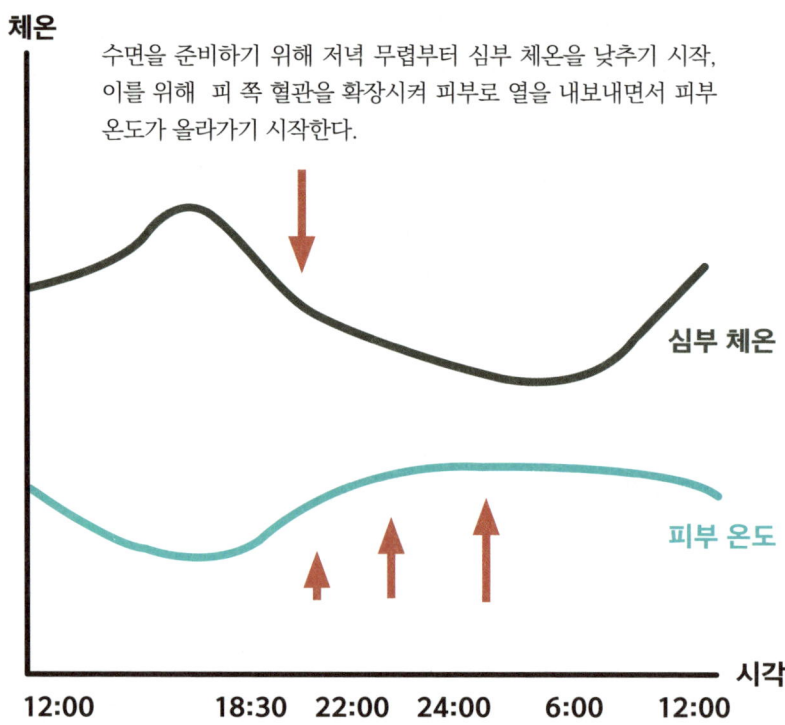

몸은 저녁 무렵부터 심부 체온을 내리기 위해 피부 쪽 혈관이 확장되면서 열을 발산한다. 이로 인해 두드러기가 유발되는 것으로, 주로 저녁 무렵부터 밤사이에 두드러기가 더 호발하게 되는 이유가 된다.

열 두드러기, 콜린성 두드러기, 한랭 두드러기의 차이

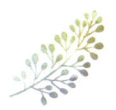

특발성 두드러기의 대부분은 열 두드러기로 분류하는 것이 적합한데, 대체로 피부 온도가 높아지는 오후와 저녁 무렵, 더운 환경, 체온을 올리는 운동, 더운물 탕욕과 샤워, 샤워 후 뜨거운 바람으로 드라이를 할 때, 전기장판을 깔고 잘 때와 같이 온열 기구에 의해 더워지는 부위가 두드러기가 촉발되거나 악화되는 모습을 보이기 때문이다. 때로는 두드러기가 오후뿐만 아니라 낮에도, 혹은 아침부터 보이기도 하는데, 이는 좀 더 몸이 '열'하여 두드러기가 심해졌을 때 보여지는 반응으로, 실제 한약을 써 보아도 저녁에만 두드러기가 올라오는 경우보다 강한 청열 처방을 적용해야 했다.

두드러기 중에는 약간 다른 양상을 보이는 콜린성 두드러기가 있는데, 이는 다른 일반적인 두드러기와 달리 체표가 아닌 조금 더 깊은 층의 혈관에서 두드러기 반응이 촉발되어 겉에서 보기에 피부에는 두드러기성 팽진이 보이지 않지만 자각적으로 속에서 바늘로 찌르는 듯한 따끔거림이 느껴지게 된다. (콜린성 두드러기도 아주 심해지면 피부에 좁쌀 형태의 발적과 팽진을 보이게 된다.) 마치 목욕탕의 41℃ 뜨거운

물에 처음 들어갈 때 느껴지는 그 따끔거림이 평상시에 상황에 따라 수시로 느껴진다고 생각하면 된다. 콜린성 두드러기에 청열 약효를 최대치로 끌어올린 한약 처방을 적용해야만 호전되는 것을 보면 일반적인 열 두드러기보다 좀 더 열이 '심한' 상태로 생각된다. 이러한 콜린성 두드러기가 주로 입시, 취업, 승진 등으로 인해 강한 심리적 압박을 받고 있는 젊은 남성에게서 많이 보이는 것도 대체로 남성이 여성에 비해 근육량이 많아 심부 체온이 높은 경향을 보이기도 하고, 사회적 성취에 대한 부담감, 압박감으로 인한 스트레스가 남성에게서 더 높은 편이기 때문일 것으로 보인다. 이렇듯 보이는 양상은 조금 다르지만 콜린성 두드러기는 '일반적인 열 두드러기보다 좀 더 심한 상태'로 단순화할 수 있다.

그렇다면 한랭 두드러기는 또 어떻게 이해해야 할까? 한랭 두드러기 환자들은 당연하게도 평소 추위를 많이 타고, 손발도 찬 편인 냉증형 타입에서 보인다. 평소 순환력이 저하되어 팔 다리 등의 말초가 찬 편이고, 전반적인 체온도 낮은 사람이 찬물, 찬 에어컨 바람, 겨울의 찬 공기 등에 노출되면 그 부위의 혈관이 더욱 수축되어 혈류가 저하된다. 이런 상태에서 따뜻한 실내 공간에 들어오거나, 찬물, 찬바람 자극이 사라지면 갑자기 혈관이 팽창하면서 혈관 내 혈장이 삼출되어 피부로 보이는 팽진 형태를 유발하는 것으로 생각된다. 이와는 약간 다르게, 추위에 노출된 상태에서 따뜻한 곳으로 이동하는 등의 조건 변화 없이 추운 공간에서 바로 두드러기 양상이 보이기 시작하는 타입도 있다. 이런 유형을 유심히 관찰해 보면, 몸통 부위의 열은 있는데, 말초 순환만 약해져 손발만 찬 경우가 많았다. 이는 한의학 개념으로 한열이 섞여 있다고 표현하는 경우인데, 말초 부위가 찬 환경에 노출되어 혈관이 수축되고 혈류가 줄어들자 이로 인해 체간부의 혈압이 높아지고, 높아진 혈압 다시 혈액이 말초로 밀어내면서 혈관이 확장되어 두드러기 팽진 양상으로 이어지는 것으로 이해할 수 있다. 이러한 타입의 한랭 두드러기라면 흉부 쪽 열을 해소하면서, 말초 쪽으로는 따뜻하게 보강하는 청열법과 보법을 적절히 병행 처방해야 한다.

이렇듯 두드러기는 알레르기 혹은 면역 반응이라는 관점보다 단순히 체표 순환의 과잉 & 저하 관점으로 보면 보다 직관적으로 이해할 수 있고, 이에 대한 치료 방안도 제시할 수 있게 된다. 즉 열 두드러기, 콜린성 두드러기는 과열된 몸을 식혀주어 과도한 체표 순환을 줄여주고, 한랭 두드러기는 몸을 따뜻하게 하여 말초 순환을 강화해 주면 한랭 자극에 혈관이 과도하게 수축하는 것을 방지하여 두드러기를 해소할 수 있게 된다.

자, 여기서 두드러기의 대부분을 설명하는 핵심인 키워드인 한의학의 '열' 개념과 이 열을 해소하는 '청열 한약' 대해서 알아보도록 하자.

아토피, 두드러기, 알레르기성 비염의 차이

아토피와 두드러기는 같은 알레르기성 피부 질환 범주로 분류되지만 그 양상과 특징은 상당히 다르다. 두드러기는 '열'의 특성이 상당히 강한 반면, 아토피는 염증의 모습을 가지고 있으나 좀 더 근본적으로는 허증, 즉 보강약을 적용해야 하는 편이다. 한의학에서는 보혈(補血), 보음(補陰), 보기(補氣) 처방이 골고루 이용되는 편인데, 아토피는 염증으로 피부 조직이 허물어진 후 피부를 재생하는 능력이 저하되어 정상 피부로 회복되지 못하여 염증 상태가 지속되고 있는 것이라고 보기 때문이다. 초반에 청열약을 가볍게 활용하여 염증을 조금 잡아주고 나면 저하된 재생력을 보강해야만 아토피를 회복시킬 수 있다. 아토피는 열의 범주에 해당하는 피부 염증과 재생력이 저하된 허증이 혼합된 상태이니 치료 기간이 길어지는 편이다. 두드러기도 피부는 열한데, 몸은 약해져 있는 상태라면 치료가 더 오래 걸리는 것과 같은 원리이다.

또한 알레르기 비염도 두드러기와 같은 알레르기 범주로 분류되고 있는데, 두드러기와는 그 특성이 완연히 다르다. 이 질환의 이름을 '알레르기' 비염이라고 붙였으니 두드러기와 마찬가지로 '항원 찾기 함정'에 빠지기 쉬운데 정말 특정 계절 꽃가루에만 반응하거나, 먼지 많은 옷장 정리를 할 때에만 콧물 재채기를 쏟아내는 것이 아니라면 실질적인 항원을 찾기가 힘들다. 알레르기성 비염이라고 이름 붙여진, 맑은 콧물, 재채기를 주증상으로 하는 이 비염을 현대 의학(서양 의학)은 '특발성' 알레르기 비염이라고 해야 더 맞겠다. 원인을 모르기 때문이다. 한의학적 관점에서는 두드러기는 열(熱), 알레르기성 비염은 한(寒)이다. 알레르기 비염의 가장 대표적인 특징은 물처럼 흐르는 맑은 콧물과

재채기인데 이 증상이 대체로 아침에 가장 심하고 낮에는 좀 나아지며, 저녁에 다시 증상이 심해진다. 이는 알레르기의 증상이 체온 조절과 관련되어 있기 때문이다. 알레르기 비염은 한의학적으로는 너무도 명확하게 '냉증'이다. 사람의 체온은 수면에 들어가면서 심부 체온이 0.3도가량 떨어졌다가 아침 기상과 함께 다시 서서히 체온이 오르기 시작하는데 평소 몸이 냉한 사람들은 수면에서 깨어나 활동을 시작하는 아침 시간대에 체온이 잘 오르지 않아 냉해진 기관지가 찬 아침 공기에 반응하여 맑은 콧물, 재채기 반응을 보인다. 낮이 되어 가까스로 체온이 정상화되면 비염 증상이 좀 완화되었다가 저녁이 되면서 외부 기온이 떨어지면 몸을 따뜻하게 유지하지 못하고 냉증이 강화되면서 비염 증상이 다시 심해지는 양상을 보인다. 초기에는 낮과 밤 기온 차가 큰 환절기에만 주로 증상을 보이다가, 좀 더 심해지면 일 년 내내 증상을 보이는 통년성으로 발전하게 된다. 계절성 알레르기 비염이 통년성으로 발전하는 사례는 상당히 많은데, 이것 또한 '알레르기'라는 이론으로는 설명하기 힘들다. '알 수 없는' 여러 가지 다양한 항원에 다 알레르기 반응을 보이게 되었다고 할 수는 없지 않겠는가? 몸의 체온 조절 기능이 더 안 좋아지면서 기온차가 큰 환절기뿐만 아니라 여름, 겨울 계절에도 체온 대응력이 떨어지기 때문에 통년성으로 발전하는 것이다. 그러므로 한의학은 이 냉증성 비염을 치료하기 위해 항원을 찾아보는 것이 아니라 몸을 전반적으로 따뜻하게 만들어 체온 조절을 돕는 약재들을 활용한다. 생활 속에서는 밤에도 심부 체온이 너무 떨어지지 않게 해 줘야 하므로 잘 때도 좀 더 신경 써서 따뜻한 잠옷을 입고, 따뜻한 이불을 덮어야 한다.

한방 임상에서 일반적으로는 이런 알레르기 비염에 맑은 콧물을 바로 마르게 해 주는 소청룡탕을 활용하는 경우가 많은데, 이는 어디까지나 '표치'일 뿐이라서 양약의 항히스타민과 비슷하게 소청룡탕을 복용할 때에만 콧물이 좀 마르고, 안 먹으면 다시 증상이 반복되게 된다. 체질에 맞추어 몸을 따뜻하게 보강하는 처방을 적용하여 심부 체온이 따뜻해지도록 해야 근본적으로 치료된다. 소양인이라면 형방지황탕류, 태음인이라면 태음조위탕, 보대장탕류, 소음인이라면 황기계지탕 등에 생강, 건강, 부자 등을 추가하는 처방을 활용한다. 알레르기 비염 환자 중에는 간혹 잠들기 전에 더워하는 모습을 보이며 찬물을 선호하거나 옷을 얇게 입고 이불을 안 덮고 자려 하는 '열증'을 보이는 경우도 있는데 이는 흉부에만 열이 누적되어 자각적으로는 열증을 보이는 것으로, 잠든 후에는 가볍게 입은 의복으로 인해 체온이 더욱 내려가면서 결과적으로 아침 무렵에는 기관지가 냉해져 알레르기 비염 양상을 보이므로, 흉열을 해소하는 한약으로 흉부 열을 풀어준 후 전반적으로 몸을 따뜻하게 하는 치법을 적용해야 한다.

열(熱), 열(熱), 열(熱)!

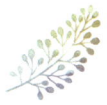

　한의학에서 말하는 '열'이란 개념은 무얼까? 이 이야기를 풀어나가기 전에 우선, 한의학의 특징을 좀 생각해 볼 필요가 있다. 내가 처음 한의대에 들어가 한의학을 접했던 경험을 되짚어 설명해 보려 한다. 한의대에 갓 입학하면 한의학 개론서를 통해 다양한 한의학 용어들을 접하게 되는데, 실은 이때 엄청난 혼란을 겪게 된다. 현대 사회에서 태어나 현대의 언어로 근현대를 거쳐 비약적으로 발전한 현대의 과학 이론을 고등학교 때까지 열심히 배우고 익히다가, 갑자기 다른 시대, 다른 언어로 세상과 인체를 설명하는 학문을 마주하게 되기 때문이다. 한의학에 한참이나 익숙해진 지금에서야 되돌아보면, 그때 내가 그래서 그렇게 방황했구나 생각은 되지만, 이제 갓 고등학교를 졸업한 20대가 한의학을 이해하고 수긍하기는 참 어려웠던 것 같다. 일단 한의학에서 활용되는 기(氣), 혈(血), 정(精), 한(寒), 열(熱), 경락(經絡), 삼초(三焦) 등의 용어 자체가 상당히 생소한데, 일부는 현대 의학과 동일한 개념으로 봐도 무방한 것들도 있고, 또 어떤 용어는 현대 의학에서는 매칭할 만한 표현을 찾기 힘든 것들도 많다. 즉, A 문화권의 말을 B 문화권의 말로 번역하려 하는데, A 문화권에서만 있는 개념의 단어를 B 문화권에서는 찾을 수가 없어 A 언어의 단어를 그대로 옮겨야 하는 것과 비슷하다. 더군다나 한의학의 경우는 심지어 시대 배경도 다르니, 고대 A의 언어를 현대의 B 언어로 번역하고자 할 때 겪는 어려움은 더 크다고 해야 할 것 같다. 시대마저 다르니 그 시대를 아우르던 세계관, 가치관을 알아야 비로소 그 언어를 이해할 수 있지 않겠는가. 이렇게 이야기하면, 마치 한의학이 마치 고대의 유물 정도로 느껴질 수 있겠지만, 여기서 간과하지 말아야 할 것이 분명히 있다. 한의학은 현대 의학과 마찬가지로 동일한 '인간 집단'을 대상으로 연구하고 수천 년간 실제 사람에게 이용되면서 오랜 세월에 걸쳐 다듬어진 의학이라는 것이다. 과거의 인구 집단과 현대의 인구 집단이 여러 가지 사회 환경 여건상 똑같다고 할 수는 없지만 최소 수십만 년을 단위로 하는 진화의 관점에서는 같은 인간종이기 때문에 동일하다고 표현할 수 있다. 이 동일한 인간종에 대해 동양 문화권에서는 어떻게 이해하고, 어떻게 치료했을까?

다양한 한의학 용어 중에 두드러기를 다루는 이 책에서 짚어봐야 할 단어는 '열'이다. 한의학에서 말하는 '열'이란 개념은 무얼까? 열이라는 단어는 우리말 어디에나 흔하게 쓰이는 일상적인 말이지만 한의학에서는 참 많은 양상, 증상을 포괄하는 용어다. '열이 많다'는 말은 굳이 한의학 이야기를 들먹이지 않아도 한국인이라면 언뜻 좀 오는 느낌이 있다. 더위를 많이 타고, 땀을 많이 흘리고, 더운 공간 싫어하고, 겨울에도 자랑스레 반팔 티를 즐겨 입고, 여름에는 에어컨을 세게 틀어 달라며 아우성치는 그런 사람이 쉽게 연상된다. 한의학에서는 '열'은 단순히 더위를 많이 탄다는 뜻을 넘어 **'대사가 과항진되어 있는 상태'**를 포괄적으로 아우르는 개념이다. 심장 박동이 빨라지고, 혈압이 높아지면서 흉부, 얼굴, 머리 꼭대기까지 혈액이 펌핑되면서 더워지고, 답답해지며, 얼굴은 붉게 홍조를 띠게 되는 그 현상을 열이라고 표현하는 것이다. 현대 의학의 교감 신경 흥분 상태와 얼추 비슷하다. 이 열이 조금 많으면 정상 범주의 더위를 많이 타는 사람 정도가 되고, 좀 더 많아지기 시작하면 가슴이 답답하고, 흉곽 내의 여러 가지 기능이 항진되어 나타나는 역류성 식도염, 안면 홍조 등의 증상을 갖게 된다. 이보다 좀 더 심화되어 바깥으로 뻗어 나가면 피부가 빨갛게 되고, 가렵고, 각종 염증이 유발되는 양상으로 발전하기도 하고, 흉곽 내에만 열이 가중되면 심장 두근거림과 이로 인해 유발되는 불안 초조감, 숨쉬기 답답함, 불안장애, 공황 장애로 이어지고, 좀 더 위쪽으로 혈류량이 증가하면 두개골 내 혈관이 확장되면서 생기는 편두통이 유발되기도 한다.

[두드러기에 다용되는 한약재]

약재	특징	약재	특징
황금	청열조습(淸熱燥濕)	현삼	청혈량혈(淸熱涼血)
황련	청열조습(淸熱燥濕)	목단피	청혈량혈(淸熱涼血)
황백	청열조습(淸熱燥濕)	금은화	청열해독(淸熱解毒)
석고	청열사화(淸熱瀉火)	연교	청열해독(淸熱解毒)
지모	청열사화(淸熱瀉火)	인동등	청열해독(淸熱解毒)
치자	청열사화(淸熱瀉火)	지골피	청허열(淸虛熱)
생지황	청혈량혈(淸熱涼血)	시호	발산풍열(發散風熱)
천화분	청열사화(淸熱瀉火)	조구등	발산풍열(發散風熱)

한의학의 '한약'을 설명하는 한의학 본초 교과서에는 한약의 성질과 효과에 따라 여러 가지 항목으로 나뉘어져 있는데 그 항목 중에는 '청열약'이라는 카테고리가 있다. 청열(淸熱), 열을 맑게 한다-열을 식혀 내린다, 열을 끈다는 의미인데, 이러한 한약재의 성질을 '차다'고 표현하고 있다. 이런 청열 약재들은 각종 염증성 질환, 긴장을 유발하는 교감 신경 항진성 질환에 활용되어 효과를 발휘하는데, 이 포인트를 유심히 짚어 봐야 할 필요가 있다.

내가 대학원 과정에서 전공한 분야는 알레르기라, 임상 초반부터 두드러기 등 알레르기, 면역 질환에 관심을 가지고 치료해 왔다. 또 다르게는 미주 신경성 실신이라는 질환도 치료하면서 진료 영역을 좀 다양하게 가져왔는데 그러다 보니 이 청열 한약들이 피부 염증 질환, 자가 면역성 염증 질환과 더불어 불안 장애, 공황 장애 등에도 좋은 효과를 내는 것을 관찰하게 되었다. 피부 질환만을 전문적으로 진료했다면 '청열= 소염'이라는 관점만으로 보게 되어 청열약은 소염제라고 단순하게 생각할 수 있었겠지만 이 동일한 청열 한약들이 공황, 불안, 틱, 불면 등 정신과 분야의 질환에 효과를 내는 것을 관찰하면서 청열 한약이 현대의 소염제와는 다른 원리, 다른 기전으로 소염의 결과를 내고, 현대의 주로 뇌의 신경전달 물질을 조절하여 효과를 낸다고 알려진 안정제와는 다른 원리로 안정의 결과를 내고 있다는 생각에 도달하게 된다. 불안 장애에 NSAID, 스테로이드 계열의 소염제가 효과를 내지 못하고, 염증성 질환에 벤조디아제핀 계열의 항불안 약물이 효과를 내지 못하는 반면, 청열 한약은 피부염과 불안 장애 모두에 효과를 내기 때문이다.

실제로 나는 불안 장애, 불면증, 안면홍조, 두드러기, 지루성 피부염 등에 동일한 청열 처방을 활용하여 치료를 하고 있는데, 현대 의학의 관점으로 보면 어불성설의 접근이겠지만 한의학의 시각으로는 상당히 자연스러운 처방이다. 모두 '열'이 신체 상부와 바깥으로 뻗쳐 나가 유발되는 증상이므로 위로 오른 열을 내려 증상을 해소하는 목표를 두고 있기 때문이다. 이때 체질에 따라 처방이 달라지기는 하는데, 이는 염증이나, 신경 전달 물질의 과부족 여부를 고려하여 달라지는 것이 아닌, 소음인, 소양인, 태음인, 태양인에 따른 구분이다. 태음인이라면 불안, 불면, 두드러기, 지루성 두피염에 모두 열다한소탕을 처방하고, 소양인이라면 불안, 불면, 두드러기, 지루성 피부염에 모두 양격산화탕, 형방사백산, 인동등지골피탕 등을 처방하는 식이다.

이렇듯 두드러기의 기본 한약은 청열 처방이다. 이 청열 카테고리에 해당하는 약재와 처방도 상당히 다양하고 무궁무진한데, 체질과 병의 양상에 맞추어 청열 약재의 종류를 선택하고 용량을 조절하는 것이 한의사의 역할이다. 처방이 너무나 많고, 활용하는 약재가 다양하기 때문에 처방을 선별하고 용량을 조절하는 과정이 상당히 까다롭고 쉽지 않기에 어쩔 수 없이 다년간의 숙련 과정이 필요하다.

두드러기의 원인 중에 열의 비중이 높지만, 다른 원인들도 분명히 있다. 순환력의 저하, 소화기(위, 소장, 대장)의 기능 저하와 이로 인한 장누수 증후군이 주요 원인이라면 치료 처방도 확연히 다르게 구성된다. 우선은 '열'에 대해 좀 더 알아보자.

아보 도오루의 체온 면역학

아보 도오루(安保徹, 1947~)는 도호쿠 대학 의학부를 졸업한 의사이면서 세계적인 권위를 인정받으며 폭넓게 활동 중인 국제적 면역학자로, 1980년 미국 앨라배마 주립대학교 유학 시절 '인간 NK세포 항원 CD57에 대한 모노클로널 항체'를 개발, 1989년에는 흉선외분화 T세포의 존재를 발견하였고 1996년에는 백혈구의 자율 신경 지배 구조를 최초로 밝혀내면서 전 세계적으로 주목을 받기 시작했으며, 이후 1999년에 흉선외분화 T세포가 말라리아 감염을 방어한다는 것을 밝혀낸 업적을 가지고 있다. 이렇듯 면역학 분야의 석학인 그는 그의 여러 저서를 통해 꾸준히 자율신경 균형과 체온, 체온과 면역이 밀접한 관계를 가진다고 설명하며, 자율 신경의 적절한 균형 상태와 이를 위한 따뜻한 체온의 유지가 중요하다고 역설해 왔다. **즉, 체온과 자율 신경에 따라 림프구와 과립구의 활성 정도가 달라진다는 것을 강조한 것인데**, 이를 바탕으로 2000년에 위궤양의 원인이 위산이 아닌 과립구 때문이라는 연구 결과를 미국 의학지에 발표하기도 했다.

이는 이 책의 '열'한 생체 환경에 의해 두드러기가 유발된다는 설명과도 일맥상통하는 면이 있다. 아보 도오루는 몸의 부교감 신경 우위 상태와 '저체온' 상태에서 림프구가 활성화되며 이러한 상태가 아토피와 같은 알레르기를 유발한다고 하였고, 반대로 교감 신경 흥분 상태에서는 과립구가 활성화되어 위 점막을 공격하여 위궤양이 발생한다고 하였는데, 한의학이 아토피, 알레르기 비염과 같은 질환은 허증성, 냉증성으로 보고 보강 베이스 치료를 진행하는 것, 역류성 식도염, 두드러기 등을 열성 증상으로 보고 청열 치료를 위주로 하는 것과 얼추 개념이 맞아 들어간다는 것을 알 수 있다.

아이스 아메리카노의 나라

2022년에서 2023년도로 넘어가는 겨울, 재미난 기사가 보인다. 한국인의 유별난 아이스 아메리카노 사랑에 대한 기사인데, 한파가 몰아치는 한겨울에도 아이스 아메리카노 판매량이 단연 1위라 스타벅스에서도 한겨울에 아아(아이스 아메리카노인들이 사용하는 애정 어린 줄임말이다.) 판매 이벤트를 진행한다는 내용이다. 기사가 뜨기 한참 전에도 한겨울 눈이 펑펑 내리는 날씨에 젊은 커플이 패딩 점퍼의 모자까지 쓰고는 아아에 눈이라도 들어갈까 손으로 가려 주며 소중하게 들고 가는 사진이 인터넷상에 떠돌며 웃음을 안겨 줬었다. 단숨에 들이키는 아아는 답답했던 가슴을 시원하게 식히고 곧 카페인을 전신에 흡

수시켜 뇌를 짱짱하게 각성시켜 주는 '엄청나게 시원한 에너지 드링크' 역할을 한다. 한의사인 나는 이 현상을 보며 이렇게 생각한다. '아, 우리 한국인들 가슴에 화(火)가 정말 많은가 보다. 이렇게 빠르게 돌아가는 경쟁 사회이니 왜 안 그렇겠어. 역시 화병의 나라야.'

흉부에 열이 많아지면 가슴이 뭔가 답답하고 더운 느낌을 갖게 되는데 이러면 찬 음료를 마셔서 식혀 내리고 싶은 욕구가 생겨난다. 그런데 온몸이 열로 꽉꽉 차 있는 타입이 아니라면, 하단전 즉, 아랫배 쪽의 장은 냉해서 가슴을 식혀 내려간 얼음 음료는 곧 장에 도달해 묽은 변이나 설사를 유발하게 된다. 우유나 시럽 등이 섞이지 않고, 단숨에 들이켜게 되는 아아는 흡수가 빨라 혈중 카페인 농도도 빠르게 치솟는다. 그러면서 가슴을 시원하게 하던 마시는 순간과는 달리, 곧 카페인으로 심장이 빠르게 뛰고 몸이 긴장되면서 오히려 더 가슴이 답답해지는 효과를 낸다. 게다가 카페인 대사 반감기가 5~6시간인 것을 감안하면 15~18시간은 지나야 체내 카페인이 1/8 정도로 줄어들게 되는데, 카페인 효과가 어느 정도 낮아져 수면의 질을 방해하지 않는 수준이 되게 하려면 아침 일찍 딱 한 잔 정도만 마시고 이후에는 더 이상 커피를 마시면 안 된다. 아침에 한 잔, 또 점심 먹고 한 잔 더 커피를 마셨다면 자기 전에도 커피 절반 정도의 카페인 분량이 몸에 잔류하면서 수면의 질을 떨어뜨린다. 얕은 수면으로 몸에 피로가 해소되지 않았으니 다음 날 아침 또 커피를 찾게 되고, 이 카페인 악순환의 고리는 계속 돌아가게 된다. 두드러기에 시달리고 있다면 커피부터 일단 끊어 보자. 우선, 카페인 디톡스가 시작되면 1~2주 정도는 밀렸던 잠을 미루어 놓은 숙제하듯 자야 한다. 카페인 없는 내 몸 상태가 실제로는 어떤 상태였는지 체험해 보고 외부 화합물 없는 몸 상태를 살펴봐 주는 것은 건강을 되찾는 여정의 첫 걸음이 될 것이다.

한국의 두드러기 연간 유병률은 인구 10만 명당 2010년 1662.3명에서 2014년 2310.8명으로 꾸준히 증가하였다고 2018년 보고되었다. 또한 국내 만성 두드러기 환자 10명 중 8명은 1년 이상 두드러기 증상이 지속되는 것으로 나타났는데, 대한피부과 학회 2018년 발표한 자료에 따르면 등록 환자의 유병 기간을 분석한 결과 1년 이내 호전되는 비율은 22%에 그쳤으며, 길게는 8년 이상 지속되면서 삶의 질을 떨어뜨리는 것으로 나타났다. 우리나라의 두드러기 유병률이 점차 늘어나는 추세인데, 다른 요인들도 많겠지만 점점 더 심화되는 경쟁적인 사회 분위기와 점점 더 늘어나는 커피 소비량, 몸에 직접적으로 열을 공급하는 매운 음식 문화와 음주 문화 등도 꽤 영향이 있을 것으로 생각된다. 두드러기가 악화되고 있다면 스트레스와 업무 등을 조절하여 몸의 긴장도를 낮추고, 카페인, 매운 음식과 술을 삼가는 것이 좋다.

체질의학을 하는 한의사들마다 체감하는 각 체질별 분포 비율이 상당히 다른 경향이 있는데, 이는 환자를 보고 있는 지역과

주로 진료하게 되는 중점 질환군에 따라서 체질 분포가 달라지기 때문일 것 같다. 주로 서울처럼 복잡하고 경쟁적인 대도시에서 진료하는 한의사들은 열이 많은 소양인 혹은 열태음인 비율이 더 많다고 느끼는 편이다. 경쟁적인 생활 방식과 성취 지향적인 사고방식 자체가 몸의 긴장도를 높여 열을 조장하기도 하고, 열이 어느 정도 있고 에너지가 많은 타입이 경쟁을 좀 더 선호하는 경향도 크기 때문이다. 반면에 한적한 지역으로 갈수록 좀 더 느긋한 성향의 한태음인, 내향형이 좀 더 많은 소음인 분포가 많아지는 경향이 있다. 또 질환마다 원인에 따라서 분포하는 체질도 좀 달라진다. 두드러기는 열이 원인이 되는 경우가 많다 보니 열이 잘 생기는 소양인이 두드러기 환자의 많은 비중을 차지한다. 두드러기 환자 중에 태음인, 소음인도 없지 않은데, 이 중에는 열을 해소해야 하는 열태음인이 주로 많고, 소음인도 스트레스가 강해 열이 조금 생겨난 열소음인이 두드러기를 보이는 편이다.

두드러기 환자 중에는 소양인이 가장 많다

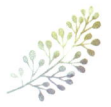

　두드러기의 많은 원인들 중 가장 큰 비중을 차지하는 것이 '열'이다 보니 아무래도 체질적으로 열이 잘 형성되고, 쌓이는 체질인 소양인에게서 두드러기가 가장 많이 보인다. 두드러기로 내원하는 환자 중에 소양인이 가장 많고, 그 다음이 태음인, 가장 적은 분포가 소음인이다. 물론 두드러기 중에는 열이 아닌 냉증이 원인이 되는 한랭 두드러기도 있어서 한랭 두드러기의 분포는 반대로 소음인, 태음인, 소양인 순서로 보인다. 그러나 냉증은 모든 체질에서 몸이 약해지고 순환력이 저하되면 보이는 특징이라 한랭 두드러기라고 해서 소음인이 월등히 많지는 않았다.
　소양인이라는 체질은 대체적으로 흉곽, 상체 쪽 골격이 발달하고, 골반, 하체 쪽이 상대적으로 작은 체형을 갖는 편이고, 다른 체질에 비해서 상체 쪽은 더워지고, 하체 쪽은 냉해지는 상열하한(上熱下寒) 양상이 잘 나타나는 편이다. 흉부 쪽으로는 대사가 항진되면서 덥고 답답해져서 찬물을 좋아하고, 역류성 식도염이 호발하고, 얼굴이 잘 붉어지거나, 두통이 생기고, 수면도 불량해지는 경향을 보이기도 한다. 몸이 약해지면서는 하복부, 하체로는 기능이 떨어져 아랫배 찬 느낌, 발 시림이 잘 나타나고 상체 골격에 비해 하체 골격이 비교적 약한 모습을 보인다. 이러한 대체적인 경향이 보이면 우선 소양인이라고 추정할 수 있지만, 실은 스트레스가 오래 누적되면 태음인, 소음인에서도 '상열하한' 양상은 다 나올 수 있어서 절대 증상만으로 속단하지 말고 작은 단서 하나하나 꼼꼼히 살펴 종합적으로 판단해야 오진을 피할 수 있다.

  체질 구분하여 처방을 달리하는 진료를 하다 보면, 환자분들이 '자신의 체질은 무엇인지, 그래서 평소에 어떤 음식을 먹어야 좋은지' 궁금해하는 경우가 많은데, 본디 체질을 구분하는 목적은 그 환자에게 가장 적합하고 효과적인 한약 처방을 선정하기 위함이다. 한의학에는 방대한 종류의 한약 처방과 처방의 조합들이 있다 보니, 그중에서 현재 이 환자가 보이는 증상과 병증에 가장 잘 들어맞는 처방을 골라내는 작업이 상당히 까다로운 편이다. 그 선별의 정확도를 높이기 위한 한의사만의 '처방 선별 시스템' 중 하나가 '체질 감별'이다. 처방을 어떤 방향으로 구성해야 하는지를 정하는 1차적인 대분류 작업이 체질 감별인 셈이다. 그래서 이렇게 진행한 1차 대분류 작업을 바탕으로 한약 처방을 선택하고, 약재 간 용량을 조절하거나 필요한 약재를 추가하여 좀 더 환자의 몸에 맞도록 다듬은 다음 일정 기간 복용해 보고 목표한 바가 잘 호전되고 나아지는지 확인하는 과정까지 완료되어야 체질을 확진할 수 있게 된다. 즉, 시험지의 문제를 풀어 답을 적어 제출하고, 선생님께 채점을 받아 맞았는지 틀렸는지를 확인하는 셈인데, 여기서 채점을 해 주는 선생님이 목표한 증상의 호전 여부인 셈이다.

  잘 맞는 처방을 선별했다면 환자가 한약을 일주일만 복용해도 두드러기를 비롯한 기타 다양한 증상의 호전 반응이 나온다. 두드러기의 넓이나, 팽진의 높이 등이 줄어들면서 크기가 작아지는 모습을 보이거나, 두드러기가 발생하는 빈도나 개수가 줄어들고, 혹은 두드러기가 보이는 신체 범위가 줄어드는 등의 모습을 보인다. 청열을 목표로 했다면 열을 풀어내어 같이 좋아질 수 있는 불면, 두통, 안압, 안면 홍조, 갱년기 열감 등의 증상도 같이 나아지는 결과를 보인다. 여기서 꼭 짚고 넘어가야 할 편견이 있는데, '한약은 오래 먹어야 효과가 난다거나, 먹고 나서 한참 기다려 봐야 서서히 효과가 보인다'는 기존의 상식이다. 물론 질환에 따라서 빠른 반응을 보일 수 없는 경우도 있고 처방의 목표한 바가 일정 분량 이상의 한약이 들어가야 효과를 보이는 증상일 때도 있다. 그렇지만 두드러기의 경우라면 일주일 정도의 한약 복용으로도 두드러기의 호전 여부를 판단할 수 있을 정도의 변화를 보이는 편이다. 첫 일주일 한약 복용으로 기대했던 정도의 호전이 안 보이면 미흡한 처방이었다고 판단하고 처방을 수정해야 한다.

여기까지 해서 소양인 체질 감별 후에 처방한 체질 한약에 만족할 만한 두드러기 호전 반응을 보이고 있다면 이제는 '소양인'이라 확진하고 소양인 체질에 관련한 특징이나, 주의사항, 삼가면 좋은 음식들을 설명할 수 있게 된다. 즉, 한두 번 체질 감별 과정만 거치고 바로 체질에 관련된 음식이나 건강 관리 조언을 할 수도 없고, 해서도 안 된다. 한의사가 해당 환자의 몸을 면밀히 살피고 한약을 적용하면서 반응을 확인하면서 더욱 세세히 파악한 후에 비로소 생활 조언이 가능해진다.

한의사들마다 체질별 좋은 음식, 피해야 할 음식을 중시하는 정도가 좀 다른 편이다. 한의학에는 '약식동원(藥食同原)'이라는 개념이 있다. 음식도 다양한 성질을 가진 일종의 약과 같으니 잘 가려 먹어야 한다는 말인데, 이를 체질별 영양법을 만들어 좀 더 강하게 티칭하며 그 중요성을 설파한 분이 팔체질의 권도원 선생님이다. 권도원 선생님은 1921년생으로, 과거 한국 정부 수립 전 있던 침구사 제도하의 침구사로서 진료를 하다가 한의사 제도가 정식으로 도입되면서 1962년 한의사검정시험을 통해 한의사 자격을 취득한 분이다. 침구사로 출발하였던 개인적인 이력으로 인해 한약이 아닌 침 위주의 체질 이론을 정립하게 되었을 것으로 생각된다. (8체질은 침 처방만 있는 침법 이론이며, 사상 체질 의학 이론을 정립한 이제마 선생님이 주로 한약 처방만을 활용하였던 것과는 대조되는 부분이다.) 따라서 한약을 배제한 상황에서 보다 좋은 치료 효과를 내기 위해 체질별 음식을 보다 철저하게 가리도록 하여 침 치료를 보조하는 용도로 활용하였을 것이다. 즉, 음식보다 강한 성질을 갖는 식물이 약초로 이용되는 만큼 한약으로 치료를 할 때는 철저한 음식 제한의 필요성이 좀 떨어지는 면이 있다. 그래서 나는 환자들에게 음식 제한을 강조하지 않는 편이며, 열을 강화시켜 두드러기 악화에 직접적인 영향을 미치는 매운 음식과 술 등 몇 몇 가지 음식만 안내하고 있다.

두드러기에 피해야 할 음식

두드러기의 원인을 '열'로 보았기에 음식도 성질이 더운, 뜨거운 음식을 제한하게 된다.

술
더운 성질의 음식 중에 가장 대표적인 것은 술이다. 대부분의 두드러기 환자분들이 음주 후에는 두드러기가 악화되는 경향을 보이므로 가급적 제한하는 편이 좋다. 개인적으로는 어느 정도 한국인이 먹는 음식을 다 먹을 수 있게 치료하는 것을 목표로 하고 있어, 음식 제한을 삼가는 편이지만, 술은 너무 명확하게 인과 관계가 보이는 편이라 어쩔 수 없다. 두드러기가 심하다면 술은 포기하자.

매운 음식
매운 음식 역시 더운 성질을 갖는다. 매운 음식의 대표는 당연히 고추다. 고추, 고추 가루, 고추장 등이 포함된 음식을 피하자. 덥고 매운 음식은 술과 마찬가지로 먹고 나면 바로 두드러기가 발생하거나, 악화되는 모습을 보이는 편이다. 최근에는 마라탕이 유행하면서 두드러기 치료에 상당한 고충을 겪고 있다. 마라탕 역시 정말 더운 성질이므로 마라탕을 반드시 피하도록 하자. 그 외 두드러기가 정말 극심한 상태라면 열한 성질을 갖는 파,

마늘, 부추, 양파도 피하는 것이 좋다.

닭고기

안타깝게도 닭고기는 더운 성질을 갖는다. 실제로 열 많은 소양인 남학생이 기숙사 생활을 하며 친구들과 매일 야식으로 치킨을 먹다가 어느 날부터 두드러기가 시작되었고, 이후 치킨만 먹으면 두드러기가 발생하는 사례가 있었다. 청열 치료를 통해 열을 해소하고 나자 다시 치킨을 먹어도 두드러기가 발생하지 않게 되었다. 열에 민감한 소양인 환자 중에는 닭고기에 몸이 더워지는 느낌이 생겨 먹기 힘들어서 일부러 청열 한약을 복용하고 나서 맛있는 치킨을 즐긴다고 하는 분도 있었다. 한의학에서 조류는 대부분 '열'한 음식으로 분류하고 있는데, 실제로 일본의 면역학자 아보 도오루가 직접 조류의 직장에서 체온을 측정하여 조사한 바에 의하면 대부분의 조류는 평균 체온이 40℃ 이상으로 높은 편이며, 닭은 40℃, 박쥐 41℃, 백조 42℃, 참새 43℃로 날 수 있는 새들은 날지 못하는 닭보다 체온이 더 높다고 한다. 흥미로운 부분이다.

홍삼

홍삼은 워낙 대중화된 건강 기능 식품이라 언급을 꼭 해야 한다. 홍삼은 인삼을 고온에서 쪄서 말린 것으로, 인삼의 뜨거운 성질을 완화하기 위해 고온에 찌는 과정을 거친 것이다. 인삼은 대표적인 기력 보강 약재이면서도 '열'한 성질로 인해 냉한 사람들에게 주로 활용하는데, 평소 열이 있는 사람들이 인삼을 복용하면 덥고 갑갑해지는 등의 부작용이 발생해 복용하기 힘들다. 이 때문에 인삼을 법제하여 만든 것이 홍삼인데, 홍삼도 인삼만큼은 아니어도 따뜻한 성질을 가지므로 열이 많아 문제가 될 수 있는 열소양인, 열태음인은 장복하지 말아야 한다. 실제로 엄마가 아이를 건강하게 키우고자 아이에게 열심히 홍삼을 복용시키고 나서 두드러기가 발생하여 내원하였던 소아 환자도 있었다. 홍삼은 누구나 다 먹어도 안전하다는 홍삼 회사의 홍보 문구에, '열태음인, 열소양인은 제외'라는 단서 조항이 필요하다. 개인적으로는 제외해야 할 사람이 이렇게 많은 비율이라면 누구나 다 먹어도 안전하다는 홍보 자체가 모순이라고 생각한다.

두드러기는 마음의 병?

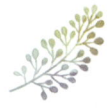

그렇다면 두드러기의 주요한 원인이라고 하는 '열'은 왜 생겨날까? 앞서 언급했듯이 우리나라의 경우 매운 음식 문화, 음주 문화, 경쟁적인 사회 분위기로 인한 스트레스, 커피 산업의 성장 등이 열의 원인이 되는 것으로 생각된다. 실제로 매운 음식과 술, 스트레스는 강력한 두드러기 유발 요인이어서, 매운 음식이나 술을 먹은 직후, 혹은 감정적으로 화가 강하게 나는 상황에서 즉시 두드러기가 발생하는 사례는 흔히 볼 수 있다. 커피는 즉각적으로 두드러기를 발생시키지는 않지만 장기적으로는 몸을 교감 신경 항진 상태를 지속시키며 이완, 수면을 방해하므로 열을 유발하는 기저 요인으로 작용한다고 볼 수 있다. 그런데 지난 13년여간 두드러기 임상을 해온 개인적인 경험에 비추어보면 이 원인들 중에 가장 강력하고 근본적인 원인은 '정신적 스트레스'라고 생각된다. '스트레스'라는 단어가 상사 스트레스, 취업 스트레스처럼 강한 감정 갈등을 의미하기도 하지만 **'텐션(tension) 높은 상태가 지속되는 것'**이라고 하면 좀 더 이해가 쉬울 것 같다.

만성 두드러기로 한의원에 내원하는 환자들의 대부분은 두드러기가 발생하기 시작한 시점 전으로 최소 수개월에서 1년 이상 바쁘고 힘들고, 신경 써야 할 일 많고, 심적으로 힘든 일을 겪는 편이다. 우리말로는 감정적으로 격앙되고, 스트레스 받는 상태를 '열(熱) 받는다', '화(火) 난다'고 표현하는데, 이 의미가 한의학에서 말하는 '열'과 거의 똑같다. 열(熱)이 누적된 상태를 화(火)라고 하고, 화로 인해 나타나는 병을 '화병'이라고 한다. 그렇다. 두드러기는 스트레스가 일정 기간 이상 누적된 상태, 즉 화병이 피부로 표출된 것이라고 생각해도 무방하다. '화병'이라고 하면 드라마 속 중년 여성이 머리에 띠를 두르고 몸져누워 답답한 가슴을 두드리며 울고 억울해하는 이미지가 떠올라 순간 실소를 하게 되지만, 속에 쌓인 화가 피부로 표출되고 있는 것이 두드러기라는 것을 인정해 주고, 내 스트레스 상태를 돌아봐 주는 것이 매우 중요한 치료의 첫걸음이자 완치를 위해 없어서는 안 되는 초석이 된다.

'스트레스가 누적되기 시작하면 열이 되고, 열이 쌓이면 화, 화가 피부로 표출된 것이 두드러기, 그러므로 두드러기는 결국은 스트레스 때문에 유발된 것'이라는 요점을 여러 가지 설명을 곁들여 하였을 때 지난 시간 동안 바쁘고 힘들었던 과정을 인정하고, 끄덕끄덕하며 바로 수긍에 들어가는 환자분들이 대부분인 반면, 가끔은 고개를 갸우뚱하며 '나는 별로 스트레스가 없다'는 분들이 있다. 물론, 퇴직 후 해맑게 자유로움을 만끽하며 지난 1년간 친구들과 과음을 하며 재미나게 놀았다는 환자분은 술로 인해 열이 쌓인 것이고, 체질에 안 맞는 인삼이나 홍삼을 장기간 열심히 복용했거나, 한동안 매운 음식에 홀려하여 열심히 먹고 나서 열이 생긴 것이 명확히 보이는 환자분들은 스트레스가 아닌 음식이 직접적인 열의 원인이 된 경우가 맞다. 그렇지만 경쟁적인 업무에 이미 익숙, 능숙해 있고 책임감 강한 타입의 환자분들은 가끔 '원래 일하는 게 다 그런 거 아닌가? 이 정도는 늘 하던 정도라 스트레스가 아니다'라며 두드러기 유발 원인인 열, 화를 부정하려 든다. 혹은 '인생이 원래 이 정도 스트레스도 없을 수는 없다. 누구나 다 이 정도 스트레스는 받고 산다'고 하기도 하는데, 이런 캐릭터의 환자분은 치료 예후가 썩 좋지는 않다. 또는 '20대 때도 늘 이렇게 살았는데, 그때는 두드러기가 없었는데 왜 30대에는 두드러기가 나느냐'라며 잦은 음주와 불규칙한 수면과 식습관을 개선할 생각이 없는 경우도 있다. 한약 덕분에 두드러기가 낫기는 해도, 시간이 흐르면서 어느 시점에는 재발한 가능성이 높다. 20대 때 불량한 생활 습관으로 몸의 균형이 점차 무너지고, 열은 계속 누적되어 현재에 이르렀다는 것을 이해하고 지금이라도 건강을 위해 생활 습관을 개선해야 한다. 병의 원인을 인정하지 않으면 당연히 일상의 근본적인 변화가 생길 수 없고, 강한 청열 한약 처방에도 호전이 느리고, 증상이 좀 나아지고 개선은 될지언정 완치가 안 된다.

  인생은 선택의 연속이다. 긴장의 끈을 놓지 않고 힘 있게 달려왔기 때문에 지금의 성취와 위치를 가지게 되었지만 그랬기에 몸은 교감 신경 항진 상태가 지속되어 면역의 밸런스가 무너지고, 만성 두드러기 상태가 되었다. 당신은 다시 선택의 갈림길에 놓였다. 달리는 속도를 좀 늦추고 여유를 찾아 느리게 가면서 성취 목표를 낮추고 건강을 되찾을 것인가, 아니면 해왔던 대로 인생을 채찍질하여 좀 더 높은 성취를 이루어 낼 것인가? 가늘고 길게 갈 것인가, 굵고 짧게 갈 것인가? 주변을 살펴보면 가끔은 굵고 길게 가는 위인들도 있지만, 그 몇 안 되는 철인 급에 본인이 해당하는지도 냉철하게 생각해 볼 필요가 있다. '그깟 두드러기'라 생각하고 면역 억제제를 사용해 가며 늘 하던 일상을 유지하는 방법도 있을 테지만, 이 점은 꼭 생각해 볼 필요가 있다. **우리 몸의 '면역'은 외부의 세균, 바이러스를 퇴치하는 역할도 하지만 내부의 암세포를 제거하는 역할도 한다.** 면역 억제제를 활용하여 알레르기성 염증 반응을 눌렀을 때 두드러기의 가려움은 가릴 수 있지만, 감염 질환과 암 질환의 리스크가 커지는 것은 감수해야 한다. 선택의 대가가 생각보다 더 크고 엄중할 수 있다는 것을 알아야 한다.

인생은 쉽지 않다. 다만 일을 더 강하게 하느냐 쉬엄쉬엄 하느냐 선택의 문제가 아닐 수 있고, 나를 늘 편치 않게 하는 사람이 상사가 아닌 가족일 때도 있다. 진료를 해 보면 가족으로 인해 힘든 경우가 가장 뿌리 깊은 스트레스이면서 해결하기 어려운 편인데 '해결'할 수 없다면 다르게 생각하는 연습이라도 해야 한다. 우리는 삶을 살면서 '내려놓는다'라는 표현을 쓰게 될 때가 있다. 내려놓을 수 있기까지 많은 힘든 시간이 선행되어야 하는 것도 사실이다. 하지만 내가 원하는 방향으로 해결되지 않는 복잡하게 얽힌 실타래라면 내려놓는 것이 가장 최선일 수도 있다. '내려놓는다'는 것은 '포기한다'와는 의미가 다르다. 원망을 섞어 포기했고, 더 이상 바라지도 않고, 무관심으로 덮어버리겠다는 의미가 아니다. 내가 상대에게 투영하던 욕심이 헛되었다는 것을 깨닫고, 있는 그대로를 받아들이겠다는 포용의 의미가 들어 있다.

열과 불안, 공황 장애

한의학에서 사용하는 열이라는 용어가 이제는 단순히 체온이 높은 상태를 의미하는 것이 아니라 교감 신경이 항진된 상태, 스트레스가 누적된 상태, 대사가 과항진된 상태를 의미한다는 것에 익숙해졌을 것 같다. 그러면, 이 '열'이라는 것이 곧 불안 장애, 공황 장애의 원인이 된다는 것도 어렵지 않게 이해할 수 있다. 불안 장애를 현대 의학적으로 설명할 때 자율 신경 실조증, 교감 신경의 과항진 상태로 설명하기 때문이다. 실제로 두드러기를 가지고 있는 환자 중에는 가벼운 불안, 공황 양상이나 수면 장애를 겸하고 있는 경우가 흔하다.

청열 한약으로 누적된 열을 줄여 두드러기를 해소하는 원리와 마찬가지로 청열 한약으로 불안장애, 공황 장애도 치료할 수 있다. 그리고 치료가 매우 잘 된다. 청열 한약이 오히려 벤조디아제핀 계열의 항불안제보다 치료 효과도 빠르고 우수하면서 금단, 내성 증상조차 없어 실질적으로 양약보다 한약이 더 훌륭한 불안, 공황 장애 치료약이라고 생각된다. 두드러기와 불안, 공황 장애를 치료하는 한약의 구성이 몇몇 가지의 약재 차이가 있어 완전히 동일하다고는 할 수 없으나 대동소이하다. 결국은 과항진된 교감신경 흥분 상태를 가라앉히고, 자율 신경의 밸런스를 회복시키는 원리가 작동하는 것이다. 뇌 신경 전달 물질을 인위적으로 조절하는 약물, 면역을 인위적으로 조절하는 약물은 구조적으로 그 병의 근본 뿌리를 치료하지 못하고, 증상만을 완화할 수밖에 없게 된다. '내'가 아닌, '약'이 일을 대신해 주고 있기 때문이다.

열과는 또 다른, 순환과 소화기의 문제

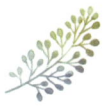

그렇다고 두드러기 원인으로 '열'만 있는 것은 아니다. 보강하고, 순환시켜 줘야 하는 두드러기, 소화기를 회복시켜야 하는 두드러기가 있다. 청열에만 주력하고 보강, 순환, 소화기를 고려하지 않는다면 높은 치료율을 낼 수 없다. 당연하겠지만, 양방에서는 원인도 모른 채 대증치료만 하고 있는 상황인데, 한방이라고 약 처방 한두 가지로 쉽게 치료될 리 없다.

다양하고 많은 환자들을 유심히 관찰해 보면, 두드러기도 발생 부위와 모양, 크기가 상당히 다양하다는 것을 알 수 있다. 두드러기 치료 초창기에는 발생 부위가 저마다 다른 것에 별다른 의미를 두지 않았다. 현대 의학(양방) 역시 어깨, 목, 얼굴에 나는 두드러기나 팔, 다리, 배에 나는 두드러기를 구분하지 않고 일괄적인 처방을 한다. 나 역시 초기 수년간은 그랬다. 굳이 두드러기 발생 부위에 의미를 두지 않아도 일단 체질에 따른 청열 처방을 활용하면 두드러기가 가라앉고, 좋아지기 때문이었다. 그런데 청열만 해 주면 한두 달 정도에 빠르게 나아서 완치를 외치고 치료를 종료하는 환자들도 많은 반면, 청열을 해서 두드러기의 크기와 빈도, 범위가 줄어들고 약해지기는 하나 깔끔하게 완치되지 못하고 조금씩이라도 두드러기가 유지되며 치료가 길어지는 환자들이 있어서 고민이 깊어졌다. 왜 완치가 느리고 잘 안 될까? 다른 원인은 살펴봐야 할까? 살짝 보강을 해 줘야 할까? 아니, 보강을 많이 해 줘야 할까? 처음부터 다른 처방이 들어갔어야 했을까?

   한의학에는 본래 한약 처방을 할 때 '한열허실'을 감별하여 처방을 다르게 구성해야 한다는 것이 가장 기본 원칙이다. 사람마다 체력의 강하고 약함이 다르고, 몸의 열의 많고 적음이 다르니 동일한 병명에 동일한 증상을 보여도 그 증상의 미세한 차이를 감별하여 약 구성을 다르게 해야 한다. 그 다름을 잘 구분하지 않고 처방하면 잘 낫지 않는다. 다르게 해야만, 낫는다. 그러다 보니 한약 처방이란 것이 상당히 어려운 편이고, 그래서 나의 고민은 끝도 없이 깊어졌다. 다른 피부 질환도 공부해 보면서 이런저런 방법을 찾다 보니 목, 얼굴, 두피 부위에 두드러기가 날 때가 몸통, 팔에 날 때 보다 훨씬 강한 열이며, 하체 쪽으로 발생하는 두드러기는 상체보다 좀 더 환자의 몸 상태가 허하고 약하여 보강약의 비중을 높여야 한다는 것도 깨닫게 되었다. 이렇게 보강해 주면서 열을 해소해 줘야 하는 경우를 한의학에서는 '허열'이라고 한다. 음 기운이 약해져서 양(열)이 제어되지 못하여 치성하게 된다고 설명하는데, 열을 제어하기 위해 음을 보강해 주는, 쉽게 말하면 열을 줄이기 위해서 보습하듯 몸을 촉촉하게 보강해 주는 약재를 활용하도록 되어 있다. 즉 상체로 열이 뻗쳐 올라가 얼굴, 두피, 목 쪽에 두드러기가 발생하는 실열(진짜 열)의 경우는 강한 청열약을 활용하면 되지만, 하체, 팔다리 등 말초에 유발되는 두드러기는 보강을 염두에 두고 청열약을 배합해야 한다.

한의학에서 '열'이란 교감 신경 항진 상태를 폭 넓게 표현하는 용어인데, 긴장 상태가 오래 지속되면 당연히 에너지 소모가 과도하여 전체적인 신체 에너지 레벨이 떨어지는 '허증' 상태가 된다. 몸의 긴장 상태는 해소되지 않았는데, 전반적인 몸의 체력은 떨어져 있을 때 팔다리 쪽으로 두드러기가 발생하는 경향을 보인다. 심장의 펌핑 파워와 순환력이 떨어지면서 체온이 오르거나, 긴장 상태일 때 신체 상부로 혈액을 강하게 펌핑하지 못하고, 주로 말초로 정도로만 혈액이 울혈되면서 두드러기가 올라올 만한 조건이 형성된다고 생각해볼 수 있다.

음식성 두드러기

소화기가 약해지면서 유발되는 두드러기도 있다. 성인보다는 소아에게서 더 보이는 편인데, 장 누수 증후군으로 이해 가능한 부분이다. 장 누수 증후군이란 소화기 점막에 염증이 반복되면서 소화기 점막 세포 간의 균열이 발생하여, 몸 안으로 흡수되면 안 되는 큰 덩어리의 분자가 흡수되면서 이를 항원으로 인식한 면역이 알레르기 반응을 일으킨다는 이론이다. 흔히 한의학에서 배독, 해독으로 두드러기 치료를 설명하는 경우에 장 누수 증후군 이론을 기반으로 하는 경우가 많은 편이다. 위장 기능을 보강하는 쪽으로 주력하되, 순환력을 회복시키는 약재를 추가하여 처방을 구성하게 되는데, 주로 소음인 체질에서 보이는 편이다. 소음인의 경우 위장 보강과 열 해소가 병행되어야 하는 경우가 많다. 소음인 체질은 직접적으로 찬성질의 약재를 활용할 경우 위장 기능이 저하될 수 있어서 소음인 체질에 맞게 당귀 천궁 등으로 혈액을 보강하고, 순환지제를 활용하여 열을 해소하는 처방과 소화기를 보강하는 약재를 병행 처방하게 된다.

  단순히 전반적인 소화력이 약한 경우도 있지만, 실제로 특정 음식에만 두드러기 반응을 보이는 케이스도 있다. 두드러기를 치료해 보면 확연히 그 인과 관계가 보이는 음식 유발성 두드러기는 생각보다 상당히 적은 편인데, 그 특정 음식 하나만 피하면 두드러기 없이 살 수 있다고 할 때 그 음식이 해산물이나, 특정 조미료 정도라면 굳이 치료의 필요성이 크지 않다. 그런데 성장하는 소아 청소년기에 닭고기, 소고기, 계란 등에 두드러기 반응이 보이면 상당히 곤란해진다. 다행히 이런 경우에도 소화기를 보강하고, 속 열을 해소해주는 방향으로 치료하면 다시 그 음식을 먹을 수 있게 된다. 실제 한약 치료 전 알레르기 검사에서 항원으로 검출되던 항목이 치료 후 증상이 다 호전된 것을 확인하고 재검사해 보면 항원항체 반응의 강도가 약해서 그 등급이 1~2등급 떨어지거나, 1, 2등급으로 약했던 것들은 아예 목록에서 없어지는 것을 확인할 수 있었다.

음식성 두드러기(소화 장애와 장 누수 증후군)

진짜 음식 유발형 두드러기

처음 두드러기를 설명하며, 실질적으로 음식이 항원이 되어서 유발되는 두드러기는 매우 적다고 언급하였다. 적지만, 분명히 음식이 유발 원인이 되어서 나타나는 두드러기는 있다. 해산물, 유제품(우유, 크림, 요거트, 요구르트, 커피의 프림 등)에서 유발되기도 하고, 과일(키위, 사과, 체리, 밤, 곶감, 감, 배), 대추, 도라지, 밤, 당근 등도 있고, 심지어 모든 당분(꿀, 설탕, 설탕이 들어간 고추장 등), 혹은 모든 육류(소고기, 돼지고기, 닭고기)에 두드러기, 알레르기 반응을 보이는 환자들을 만나 왔다. 음식으로 유발되는 두드러기는 그 상태가 악화될수록 유발 원인이 되는 음식의 범위가 넓어지는 편인데, 예를 들어, 해산물 두드러기라면-새우에서 두드러기가 유발되기 시작하여 어느 시점부터는 오징어도, 꽃게도 모두 두드러기가 유발되기 시작하더니 심지어는 참치 캔만 먹어도 두드러기가 발생하기도 하고, 유제품 두드러기라고 하면-처음에는 우유를 직접 마셔야만 두드러기가 유발되었는데 점점 더 상태가 악화되면서는 프림이 든 커피만 마셔도(커피믹스), 크림 스파게티를 먹어도 두드러기가 발생하기 시작한다. 과일 알레르기라고 하면-초반에는 키위에서만 반응이 나타났는데 이후에는 포도, 사과, 배 등등 하나둘씩 못 먹는 과일이 늘어나는 것이다. 당분 알레르기 환자의 경우, 처음에는 설탕이 듬뿍 든 호떡을 먹기 힘들었는데 이후로는 설탕이 살짝 들어간 고추장도 먹기 힘들어진다. 이러한 경우에는 정말 광범위한 음식을 먹기 힘들어지면서 실질적으로 기본적인 식생활이 매우 제한되기 시작한다. 치료에 들어가면서 넓었던 못 먹는 음식 범위가 하나둘씩 다시 좁아져 먹을 수 있는 음식이 늘어나게 된다. 항원항체 이론에 따르면 한번 항원으로 인식하면 감작될 때마다 과민 반응을 보이게 되고, 정기적으로 감작 치료를 하였을 때 탈감작화된다고 하지만, 한의학 기본 원리에 충실하게 치료를 하면 이와는 상당히 다르게도 추가 감작과는 별개로 건강이 호전되면서 못 먹던 음식을 자연스럽게 두드러기/알레르기 반응 없이 먹을 수 있게 된다.

땀, 땀, 땀!

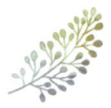

두드러기를 치료하면서 또 하나 더 살펴봐야 할 중요한 항목이 바로 땀이다. '땀'에 관해서는 대부분 땀이 많이 나서 문제인 '다한증'이 주로 치료의 대상이 되는 편인데, 두드러기 치료에 있어서 가장 문제가 되고 골치 아픈 것은 '무한(無汗)' 즉, 땀이 잘 안 나는 경우다. 한의학에서는 '무한'이라고 표현은 했지만 땀이 전혀 안 나는 것은 아니고, 남들과 똑같이 운동을 했을 때 남들은 티셔츠가 다 젖는 수준인데 이마에 좀 땀이 맺히는 정도로만 난다거나, 찜질방 사우나에 가도 다른 사람들에 비해 땀이 매우 적고, 몸은 뜨거운데 땀은 잘 안 난다고 자각하는 편이다. 실은, 현대 생활에서 땀이 많이 나서 힘들고 괴로운 경우는 많지만 땀이 안 나서 불편할 일은 그리 없기 때문에 그냥 개인적인 특성 정도로만 생각하고 사는 경우가 대부분이다. 땀 발생은 36.5℃로 데워져 있는 체액이 몸 밖으로 배출되면서 직접적으로 열을 끌고 나가기도 하고, 체표에 나온 후에는 기화되면서 체표 온도를 낮춰 올라간 체온을 식혀 주는 생리적인 기전으로, 비유하자면 '스프링클러'라 할 수 있다. 집에 불이 나면 스프링클러가 작동해 불을 꺼줘야 하는데, 그 스프링클러가 작동을 안 하면 불이 꺼지지 않고 계속 타오르게 된다. 앞서 높아지는 체온으로 인한 혈류 흐름, 이로 인해 면역 시스템의 활동성이 달라지면서 두드러기가 발생하게 된다고 설명하였는데, 높아지는 체온을 식혀주는 기전이 작동하지 않는 즉, 땀이 잘 나지 않는 타입에서 두드러기가 호발하는 경향이 있다. 그래서 세간에 알려진 두드러기 치료법 중에는 반신욕을 반복하여 땀을 원활하게 내게 하는 방법과 강하게 운동을 반복하여 땀을 내게 하는 기전을 활성화시키는 방법이 있다. 그렇지만 탕욕이나 운동으로 체온을 높이면 우선 두드러기가 발생하게 되므로 가렵고 따가운 두드러기를 참아내며 그 과정을 지속적으로 반복하기가 여간 어려운 것이 아니다. 두드러기 치료를 시작할 때 "운동을 해야 할까요?" 물어보시는 분들이 있는데, 나의 경우에는 굳이 이렇게 어려운 과정을 거치지 않아도 한약만으로 두드러기가 해결되는 경우가 대다수이기에 운동을 억지로 할 필요는 없다고 말씀드리는 편이다. 그러나 무한(無汗)의 기간이 수년, 십수 년으로 오래되었고, 두드러기도 매우 고질적인 경우에는 땀이 원활하게 발생하도록 유도하는 한약을 처방하면서 땀을 내는 유산소 운동이나 반신욕을 병행하도록 권유한다.

땀이 나지 않게 되는 원인에는 몇몇 가지가 있다. 뇌졸중, 종양, 감염, 염증성 질환, 외상 등으로 인한 것과 당뇨에 의한 말초 신경계 질환으로 인한 무한의 경우가 있는데 이는 두드러기 클리닉에서 보게 되는 케이스는 아니다. 두드러기로 내원하였을 때 보이는 무한은 대부분 '특발성 순수 땀 분비 기능 상실(idiopathic pure sudomotor failure, IPSF)'이다. 자율 신경의 기능이나 운동, 감각 신경의 기능에는 이상이 없으면서 전신적으로 무한(無汗)이 보이는 증후군으로 10대나 20대 때

발병해서 급성이나 아급성의 경과를 밟는다고 하는데, 만성 두드러기가 있으면서 무한을 같이 갖고 있는 환자들의 경우를 보면 무한이 오랜 기간 만성화 되어 있는 편이었다. (무한은 콜린성 두드러기 환자에서 더 자주 보이는 편이다.) 병의 이름에 '특발성'이 붙은 것을 보면 알 수 있듯이 정확한 원인은 밝혀져 있지 않다. 그리고 좀 더 고려해야 할 것은 약물에 의한 무한증인데, 항콜린성 제제, 삼환계 항우울제, 항간질제, 혈압강하제, 향정신성 약제, 항구토제, 항현훈제, 방광진경제, 근이완제가 땀 분비를 억제하고, **두드러기에 대표적으로 많이 사용되는 항히스타민제도 땀 분비를 억제한다. 두드러기 때문에 오랜 기간 항히스타민제를 복용하게 되는 경우가 많은데, 이로 인해 오히려 땀 분비 기능이 저하되어 근본적으로는 오히려 두드러기를 더 낫지 못하게 하는 측면이 있다.** 항히스타민제는 콧물 등을 줄이는 감기약으로도 많이 이용되고, 나른해지고 졸린 부작용을 이용하여 수면 유도제로도 활용되는데, 땀 분비가 잘 안 되고 있다면 두드러기 치료에 방해되는 면이 있어 약 사용 여부를 고려해 봐야 한다.

 한약으로도 특발성 무한증을 어느 정도 해소할 수 있다. 한의학에서 땀을 내게 하는 처방은 주로 감기에 활용되어 왔다. 한의학의 감기약은 체표, 기관지까지 체온을 따뜻하게 발산하여 땀을 내게 하고, 이로써 바이러스를 효과적으로 퇴출할 수 있게 우리 몸의 면역을 돕는 역할을 한다. 양방 감기약이 바이러스의 침투로 인해 발생하는 몸의 염증 반응과 콧물, 기침 등의 불편한 증상을 억제하는 데에 초점이 맞춰져 있는 것과는 상당히 다른 개념이다. 이러한 한약의 발한(發汗, 땀을 내게 하는) 작용을 이용하여 무한을 대체로 호전시킬 수 있다. 개인적 치료 경힘으로는, 강한 무한과 두드러기가 같이 있는 경우에는 한약만으로는 부족하여 발한을 촉진하는 한약과 더불어 강한 유산소 운동을 지속적으로 하여 좋아지는 편이었다. 그러나 어릴 적부터 땀이 잘 안 났다고 하는 아주 고질적인 무한과 두드러기를 갖고 있는 경우 치료가 힘들어지는 몇몇 케이스를 봐왔던 터라, 이 부분은 아직은 연구가 더 필요하다고 생각된다.

다, 사람 사는 이야기(소통하는 한의학)

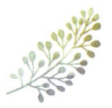

한의학은 소통의 의학이며, 병보다는 사람을 관찰하는 의학이라고 할 수 있다. 한의학을 소통의 의학이라고 표현하는 것은, 자세한 병력 청취가 너무 중요한 과정이기 때문이다. 두드러기를 치료하기 위해 두드러기에 관련된 증상만 필요한 것이 아니라, 소화, 대변, 수면, 땀, 더위 혹은 추위를 더 타는지 여부, 상열 증상 여부, 수족냉, 수족한(手足汗 손발 땀) 등 전반적인 몸의 상태를 상세하게 묻고 들어야 하며, 환자의 최근 스트레스 상태를 파악하기 위해 일상생활과 직업적 환경 등을 확인하기 때문이다. 양방 의학도 이를 전혀 배제하지는 않겠지만 항원항체 검사의 결과 여부나 두드러기 증상 정도를 주로 파악하는 반면, 한의학은 이 모든 사항에 따라 직접적으로 한약 구성 자체가 달라지기 때문에 시시콜콜해 보이는 이 모든 것들이 매우 중요한 판단 기준이 된다. 그러니 환자의 대화, 소통이 상당히 중요해진다. 병 자체만을 분석적으로 들여다보지 않고, 병을 갖게 된 그 사람을 전체적으로 살피는 것이 한의학이다. 결국은 두드러기를 갖게 되는 사람들의 성향과 삶을 보게 된다. 그러니 더욱 자세한 생활 티칭이 이어지고, 수년 이상 혹은 평생에 걸쳐 이어져왔을 잘못된 생활 습관을 바로잡아 병이 잘 낫고,

재발하지 않도록 돕는다. 환자는 단지 의사가 처방하는 약만 받아 복용하는 수동적 존재가 아닌, 병을 같이 치료해 나가는 과정에 능동적 존재로 참여하게 된다.

  무엇이든 좋은 것은 쉽게 얻기 힘든 법이다. 증상만 좀 억제할 것이 아니라 병의 뿌리까지 뽑아 '진짜 건강' 상태에 이르기 위해서는 시간과 노력을 들여야 한다. 몸에 배어 있는 잘못된 식생활 습관, 수면 습관, 사고 패턴이 어떻게 몸에 영향을 미치고, 병으로 이어지는지 이해하고, 하나하나 바꾸어야 진정한 건강을 찾을 수 있게 된다.

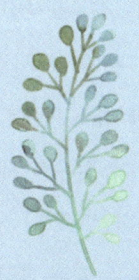

4장

일반 두드러기 치료 기간과 호전 과정

두드러기의 치료 기간은 기본적으로 3~4개월을 잡는다. 물론 3~4개월보다 빠르게 호전되는 케이스도 있고, 3~4개월을 좀 더 넘어서서 5~6개월, 혹은 1년까지 걸리는 경우도 있다. 그러나 3~4개월 정도에 낫는 경우가 대체로 많은 편이다. 치료 기간이 얼마나 짧아질지, 길어질지는 당연히 두드러기의 심한 정도, 유병 기간이 참작된다. 두드러기 양상이 심할수록, 앓아온 기간이 길수록 두드러기 치료 기간이 좀 더 길어질 것이라고 추정할 수 있다. 그러나 임상적 경험상, 두드러기 치료 기간에 가장 큰 영향을 미치는 것은 환자의 생활 환경이 얼마나 열악한지, 생활 습관을 개선한 의지가 얼마나 있는지가 가장 큰 결정 요인이 된다. **해결하기 어렵고, 스트레스 정도가 강한 근무 환경, 생활 환경은 분명한 치료 방해 요인이 된다.** 또, 항히스타민제, 스테로이드제 등 양약에 대한 의존도가 강해도 치료 기간이 길어지는 편이다. '치료로 인해 환자의 일상이 힘들어져서는 안 된다'는 치료 원칙에 따라 한약은 치료 효과가 서서히 나타나므로, 두드러기로 인한 가려움이 강한 치료 초기에는 필요에 따라 항히스타민제를 적절히 복용하도록 한다. 그러나 증상을 감추는 항히스타민제는 때로는 치료의 기민성을 떨어뜨려 방해 요인이 되기도 하는데, 환자분이 일상의 편의를 위해 항히스타민제를 너무 쉽게 사용하게 되면 두드러기의 실질적인 정도를 파악하기가 어려워 한약의 적중도가 떨어질 수도 있기 때문이다. '두드러기가 발생하여, 가려움이 힘들면 항히스타민제를 복용하되, 복용한 날짜와 시각을 기록한다'는 방침에 따르면 한약 치료로 인해 두드러기가 호전되므로 점차 항히스타민제를 복용하는 간격이 늘어나고, 자연스레 사용 빈도가 줄어들게 된다. 스테로이드제는 한약 치료가 시작되면 가

급적 중단하게 한다. 스테로이드제는 장기 복용이 좋지 않을 뿐만 아니라, 중단하였을 때 리바운드 현상도 유발될 수 있기 때문이다.

초반에는 한약을 일주일 단위로 처방한다. 일주일 단위로 한약을 처방하는 가장 큰 이유는, 일주일 한약 복용만으로도 호전 여부를 파악할 수 있기 때문이다. 일주일 복약으로 호전 반응이 나오는지, 아닌지를 확인한 후 그 처방을 바탕으로 추가 처방이 이어진다. 호전이 확인되었을 때 동일 처방으로 지속되기도 하고, 필요에 따라 처방이 변화되어 가기도 한다. 이는 잘 맞는 처방을 찾아가는 과정이기도 하며, 체질 치료의 특성상 한 가지 처방으로 두드러기가 해결되지 않으므로 처방의 목표를 바꿔가며 하나하나 치료해 나가는 과정이라고 생각하면 이해하기 쉽다.

두드러기의 호전 반응은 두드러기 개수의 감소, 팽진 크기의 감소, 발생 범위의 감소, 가려운 정도의 완화, 발생 빈도의 감소 등으로 나타나는데 이는 일정하지 않아 개개인에 따라 다양한 반응들이 나온다. 두드러기 양상에는 변화가 없더라도, 동반된 다른 제반 증상(소화 불량, 배변 불량, 수면 불량, 두통, 상열감 등)이 호전되는 반응이 나왔다면 호전 과정의 한 가지 단서로 판단하기도 한다. 따라서 환자분은 일주일 단위로 한약을 복용하면서 자신의 신체 증상을 세심하게 관찰해 오는 것이 중요하다. 호전 과정이 안정되고, 속도가 일정해지면 환자분의 편의를 위해 내원 간격을 더 늘리기도 한다. 그래도 한약의 처방 간격은 최대 15일 정도다. 먼 지역에 거주하여 내원하기 힘든 경우도 있는데, 이러한 경우 환자의 몸 상태가 잘 파악된 상태라면 비대면 진료도 가능하다. 다만 두드러기는 그 증상이 변화무쌍한 질환이고, 면밀한 진단이 중요한 경우가 많아 직접 내원하는 편이 더 좋다.

두드러기가 점차 줄어드는 과정 중에 동반된 불면, 소화 불량, 두통, 만성피로 등 제반 증상들도 호전 경과를 밟게 된다. 그러면서 두드러기가 발생하지 않은 채로 2주 정도가 지나면 치료를 종료 혹은 종료 단계로 잡는다. 두드러기가 2주 이상 발생하지 않더라도, 두드러기의 뿌리 증상이라고 생각되는 제반 증상이 아직 해결되지 않았다면 좀 더 치료를 완료하여야 두드러기의 재발을 막을 수 있다. 두드러기는 마른하늘에 비 오듯 독립적으로 유발되는 질환이 아닌 만큼, 두드러기에 전제되는 몸의 전반적인 기능 저하, 한열의 불균형, 면역의 교란, 신경증 등을 거시적인 관점에서 호전시키는 것이 중요하다.

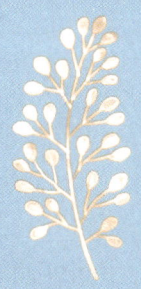

5장

다양한 특징적 두드러기와 치료 시 예후

콜린성 두드러기

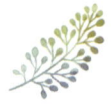

　콜린성 두드러기는 일반 두드러기와 다른 점이 몇 가지 있는데, 첫 번째는 일반 두드러기는 '가려움'이 주된 느낌인 반면 콜린성 두드러기는 '따끔거림'이다. "수십 수백 개의 바늘로 찌르는 것 같다"고도 표현되는 꽤나 고통스러운 증상이다.
　두 번째로, 두드러기의 모습이 약간 다른데, 일반 두드러기와 달리 콜린은 피부 겉으로 보이는 두드러기 모습이 아예 없고, 따가운 느낌만 있으며, 콜린이 좀 더 심해질 때 반점이나 좁쌀 형태의 두드러기가 보이게 된다. 콜린성 두드러기가 좁쌀 형태로 보이고 있다면 당사자가 겪는 따가운 고통은 상당히 극에 달한 상태라고 볼 수 있다.
　세 번째는 일반적으로 두드러기에 사용하는 항히스타민제가 전혀 효과가 없는 경우가 대부분이라 일반 두드러기 환자에 비해 콜린 두드러기의 고통을 그저 참아내야 하는 경우가 많아, 환자가 체감하는 불편감이 매우 강하다.

자신을 몰아세우지 말자, 압박에서 벗어나라

콜린성 두드러기로 오시는 환자분들은 대부분 비슷한 특징을 갖고 있다. 자신을 강하게 압박하여 일을 하거나, 공부를 하는 등의 결과물을 내고 있는 경우가 많았다. 입시를 앞두고 학업에 매진하는 수험생이거나, 진로를 바꾸며 고민하는 학생, 구급 요원처럼 긴급 상황에 늘 대비해야 하는 직업, 새로 들어간 직장이 빡빡하여 견뎌내기 힘들지만 지속하고 있는 등의 경우가 많았다. 콜린성 두드러기를 치료하는 의사로서 보았을 때, 콜린성 두드러기를 겪고 있는 분이라면, 이러한 상황에서 벗어나면 어느 정도 증상이 완화될 거라고 생각이 된다. 그러나 대부분의 환자분들이 자신의 상황을 바꿀 수가 없는 것이 현실이므로, 치료를 하여 호전시키되 자신에게 유발된 증상이 왜 나타났는지를 이해하고, 자신에게 정신적으로, 신체적으로 좀 쉴 틈을 주는 것이 필요하다.

한약 치료 시 예후

콜린성 두드러기는 두드러기 중에 '열'이 가장 강한 타입에 속하고, 그만큼 치료 기간도 일반 두드러기에 비해 좀 더 길어지는 경향이 있다. 일반 두드러기가 평균적으로 3~4개월의 치료 기간이 소요되고, 이보다 더 빠르게 1~2달에도 완치되는 케이스가 종종 있는 반면, 콜린성 두드러기라면 통상적으로 6개월 전후의 기간을 생각하고 치료에 임하는 것이 좋다. 한약 치료가 진행되면 초반에는 더위, 햇빛 노출, 더운물 샤워, 운동 등의 동일한 환경 조건 따끔거림의 강도가 점차 약해지거나, 평소보다 좀 더 높은 온도에 노출되어야 증상이 나타나는 등의 변화가 나오기 시작한다. 체감적으로는 몸이 시원해지는 느낌, 열이 좀 줄어드는 느낌을 받기도 하고, 열이 줄어들면서 그와 더불어 수면의 질 향상, 가슴 답답한 증상의 해소, 평소 변비가 있었던 경우라면 대변이 정상화되는 변화도 같이 보인다. 콜린성 두드러기를 가지고 있는 환자분 중에는 평소 땀이 잘 안 나는 편이었던 경우가 많은데, 치료 중반 즈음부터는 땀 발생이 좀 살아나는 모습도 보인다. 이후 점차 그 두드러기의 강도, 빈도가 줄어들면서 일반적인 일상생활에서 증상이 없어지고 동반되는 다른 열 관련 증상들도 다 해소되었다고 판단되면 치료를 마무리 짓게 된다.

한랭 두드러기

앞부분에서 계속 강조해 왔던 '청열' 치료법과는 완전히 정반대 치법을 적용해야 하는 두드러기가 바로 한랭 두드러기이다. 한랭 두드러기는 말 그대로 차가운 온도에 노출되었을 때 두드러기가 발생하는 것으로, 초기에는 추운 겨울 날씨에 외부에서 걷는 동안 노출되어 있던 손이나 보온성이 좋지 않은 얇은 바지를 입은 다리 등에 올라오는 편이고, 겨울이 지나가고 다시 기온이 따뜻해지면 두드러기가 발생하지 않게 된다. 이런 한랭 두드러기 초기에는 겨울만 좀 유념해서 따뜻하게 지나고 나면 되니 굳이 한랭 두드러기를 본격적으로 치료할 필요성이 떨어진다. 그런데 한랭 두드러기가 심화되면 점차 3, 4월 좀 쌀쌀한 바람에도, 여름 선풍기, 에어컨 바람에도 두드러기가 발생하고, 여름 물놀이, 평상시 손 씻는 정도의 찬물, 설거지하느라 사용하게 되는 찬물에도 두드러기 반응이 보인다. 좀 더 심화되면 손이나 다리 등에 물이 닿았을 때 바로 닦아내지 않고 조금만 바람을 맞아도 기화열로 체온이 뺏기는 그 짧은 순간 동안 두드러기가 발생하기도 한다. 심지어 찬물로 손을 씻어 손에 한랭 두드러기가 발생하기 시작하면, 찬물에 전혀 닿지 않은 팔, 몸통, 목까지도 점차 두드러기가 번져 올라가는 케이스도 있었다. 이렇게 겨울이 아닌 다른 계절에도 한랭 두드러기가 보이기 시작한다면 치료는 상당히 절실해지는데, 양방은 역시나 항히스타민제 등으로 증상을 조절하는 정도에만 초점이 맞춰져 있다. 여기에서도 치료의 핵심 포인트는 '생체 환경의 정상화'이다. 체표 온도가 너무 낮아져 있어 면역의 이상 반응이 유발되는 것이기에, 체표까지 체온이 잘 전달될 수 있도록 몸이 전반적으로 따뜻해지도록 해주면 된다.

한랭 두드러기 환자의 전반적인 건강 상태를 상세히 살펴보면, 한랭 두드러기가 심화되면서 더불어 기력도 계속 저하되고 있었다는 것을 알 수 있다. 신체 전반적인 신진대사가 저하되면서 체표 온도가 저하되고, 이로 인해 두드러기가 유발된 것이다. 따라서 이 원리에 따라 한랭 두드러기를 한약 치료해 보면 생각보다 어렵지 않게 좋아지는 것을 확인할 수 있다. 한약은 이미 오래 전부터 몸의 냉한 상태, 신진대사가 저하되어 있는 상태를 끌어올리는 따뜻한 성질의 약재와, 보약 처방들이 상당히 발달해 있어 굳이 한랭 두드러기가 아니어도 좀 더 일반적으로 볼 수 있는 '수족냉증', '뼛속까지 시린 증상' 등을 잘 치료해 왔기 때문이다. 다만 일반적으로 따뜻한 약재라고 하면 떠올리는 부자, 생강, 건강, 육계 등을 사용한다고 일률적으로 낫는 것이 아니고, 체질마다 적용하는 처방과 약재 구성이 달라야 하므로 정확한 체질 감별이 치료의 중요 포인트가 된다. 예를 들어 체질이 소양인인데, 몸을 따뜻하게 하려고 생강차를 꾸준히 복용하면 손, 발 등 원하는 부위가 따뜻해지지 않고 흉부에만 열이 몰려 가슴을 답답하게 하고 심장을 두근거리게 한다. 생강은 소음인의 몸을 따뜻하게 보강해 주는 약재이기 때문이다. 소양인이라면 한의학에서 보음(補陰)의 기본 약재로 일컫는 지황, 구기자, 산수유 등을 복용해야 하단전부터 기능이 살아나 흉부의 열을 자극하지 않고, 전반적으로 골고루 체온이 따뜻해진다.

또한 한랭 두드러기는 일반적인 열성 두드러기보다 치료 기간이 두어 달 정도 더 긴 경향이 있으므로, 인내심을 가지고 치료를 완주하는 것이 중요하다. 몸을 따뜻하게 보강하는 처방이 이어지므로 한랭 두드러기가 호전되면서 당연히 몸도 따뜻해지고, 기력이 좋아지면서 건강해진다는 큰 장점이 있다. 치료를 마치고 나면 규칙적이고 건강한 식습관과 규칙적이고 충분한 수면, 꾸준한 운동을 통해 신진대사가 너무 저하되지 않도록 잘 관리하는 것이 필요하다.

한랭 두드러기를 치료하다 보면, 한랭과 열성 두드러기를 모두 갖고 있는 환자도 만나게 된다. 언뜻 생각하면 하나의 몸 안에서 한열(寒熱)이 공존한다는 것이 이해하기 힘들지만, 실제 임상에서는 이렇게 한열이 섞여 있는 환자들을 상당히 많다. 예를 들어, 커다란 체구에 얼굴도 검은 편이고, 머리에 늘 열이 많아서 일 년에 한두 번 머리를 짧게 깎아야 한다고 하며, 골프 라운딩도 열심히 다니는 중년 남자분도 수년째 한랭 두드러기로 고생을 하고 있었다. 골프를 하느라 야외에서 바람을 맞으면 눈 주변이 부풀어 오르고, 화장실에서 조금이라도 다리에 물이 튀어 바로 닦아내지 않으면 곧 그 부위로 두드러기가 올라오고, 여름 물놀이는 당연히 못 하신다는 분이었다. 이 환자분은 초기에는 흉부와 머리 쪽으로 오르는 열을 먼저 풀어내어 해소하고, 이후에 하단전을 보강하여 한랭 두드러기를 치료하였다. 한의사 입장에서는 치료가 복잡해지니 치료에 상당히 신경을 많이 써야 하지만 이것도 그 증상의 경중을 면밀히 살펴 중한 쪽을 먼저 치료하고, 이어서 치료 포인트를 이동해 가는 방식으로 치료하면 대체로 좋은 결과가 얻어지는 편이다.

한약 치료 시 예후

한랭 두드러기가 추운 겨울에만 나타나는 경우라면 2~3달 정도의 치료 기간으로 잘 좋아지지만, 겨울을 벗어나 날씨가 따뜻해졌어도 일상적으로 사용하게 되는 찬물, 여름 선풍기, 에어컨 바람, 여름 물놀이 등에도 반응을 보이는 한랭 두드러기라면 치료 기간이 6개월 전후로 길어진다. 그만큼 몸이 많이 냉해져 있기 때문이다. 치료를 진행하면서 동일한 온도, 찬바람, 찬물 등에 두드러기의 크기가 작아지고, 범위가 좁아지고, 소실이 빨라지는 모습을 보이다가 어느 시점부터는 두드러기가 더 이상 발생하지 않게 된다.

햇빛 알레르기

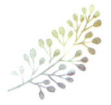

드물지만 햇빛 알레르기도 있다. 자, 이즈음 됐으면 두드러기의 원리가 좀 익숙해졌을 테니 원인과 치료법을 유추해 볼 수 있을 것 같다. 햇빛에 두드러기가 발생하는 이유는 무얼까? 그렇다, 햇빛은 피부에 열을 가하는 열원이다. 열 두드러기의 범주에서 활용하는 청열 치료법을 사용하면 좋아진다. 햇빛 알레르기는 일정 강도 이상의 햇빛에 일정 시간 이상 노출되어야만 발생하므로 한랭 두드러기와 마찬가지로 그 원인을 피하면 평소에는 별로 발생하지 않아 치료의 절실함이 떨어질 수 있다. 초기에는 여름철 물놀이 등에서 강한 햇빛을 20~30분 이상 쬐었을 때만 두드러기가 발생하는 정도라 자주 겪게 되지 않지만, 점차 심해지면 점심시간에 식사를 하고 잠깐 10분~20분 산책하는 것만으로도 두드러기 반응이 나타나게 되어 이것만으로도 상당한 스트레스 요인이 된다. 햇빛에 노출될 때에만 유발되니 더운 환경을 만나거나, 운동 등으로 심부 체온이 오를 때에만 유발되는 콜린성 두드러기와 엇비슷한 면모를 보인다. 그렇지만 콜린성 두드러기와는 조금 다르게, 넓게 퍼지는 팽진 형태를 보이는데, 콜린성 두드러기보다는 피부에 가까운 혈관에서 두드러기 반응이 보이기 때문으로, 한의학적으로 봤을 때 콜린성 두드러기는 좀 더 심부에 열이 몰려 있고, 햇빛 두드러기는 좀 더 피부 얕은 쪽에 열이 있다고 생각된다. 큰 틀에서는 청열이 기본적인 치법이 되고, 땀의 분비를 원활하게 하는 발한(發汗), 피부의 열을 바깥으로 풀어내게 하는 발산(發散) 기능을 돕는 약재를 추가하여 활용하게 된다.

한약 치료 시 예후

일반적인 두드러기와 비슷하게 3~4개월 정도의 치료 기간이 필요한 편이다. 햇빛이 강한 해외 국가에 갔거나, 한국의 한여름 햇빛 정도에만 반응을 보이는 경우가 많아, 치료의 필요성이 아주 강하지 않은 것으로 추정된다. 환자수가 많지 않았다. 두드러기를 유발하는 햇빛 조건에서 두드러기가 호전되는 정도를 계속 확인해 가면서 치료한다. 일반 두드러기와 마찬가지로 동일 햇빛 조건에서 발생하던 두드러기가 점차 작아지고, 약해지는 경과를 보이다가 어느 시점부터 두드러기 발생이 없게 된다. 더불어 열로 인해 나타나는 여러 가지 증상(역류 식도, 불면, 더위 탐, 다한 등)도 같이 좋아지는 편이다.

묘기증

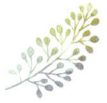

피부에 손톱, 볼펜 등으로 긁으면 그 부분이 유난히 붉어지고 부어오르는 증상으로 좀 더 심하면 가려움을 동반한다. 마찰이 없으면 팽진, 가려움 등이 없으므로 괜찮지만, 점차 악화될수록 책상에 팔을 스치는 정도의 가벼운 마찰만으로도 두드러기가 발생하고, 별다른 마찰 자극이 없어도 발적과 팽진, 가려움이 나타나기도 하면서 일상에 불편함이 커진다. 두드러기가 발생한 환자분들 중에는 피부 묘기증이 동반되는 경우가 상당히 많은 편으로, 두드러기가 나서 가려워 긁다보면 긁은 손톱자국대로 다 부풀어 오르는 양상을 보인다. 두드러기 팽진만 있는 경우보다 좀 더 심화된 증상으로 두드러기와 치료 처방은 동일하지만, 묘기증이 동반되면 치료 기간을 더 길게 잡게 된다. 두드러기 없이 묘기증만 보이는 경우도 꽤 있는데, 묘기증만 단독으로 있는 케이스가 치료 기간을 가장 길게 잡아야 한다.

한약 치료 시 예후

일반 두드러기에 묘기증이 섞여 있으면 그저 좀 더 강한 두드러기라고 생각하고 치료를 진행하면 되지만, 두드러기 없이 묘기증만 단독으로 있다면 확실히 치료 기간이 더 길어진다. 6개월 전후를 생각하는 편이 좋다. 초반에는 긁지 않아도 피부가 가려운 증상이 호전되고, 이에 따라 자연스레 긁는 동작이 줄어들면서 묘기증이 줄어든다. 책상에 닿는 정도의 마찰에도 올라오던 묘기증이 나아져 일상생활에서 느끼는 묘기증의 빈도가 많이 줄어드는 경과를 보인다. 손톱으로 중등도 이상 강도로 긁었을 때 올라오는 팽진의 두께도 점차 낮아지다가 나중에는 가려움과 팽진 없이 빨갛게만 되는 상태가 된다. 묘기증만 단독으로 있는 케이스라면 이 정도가 최선의 상태라고 생각된다. 이 정도가 되면 일상에서 별다른 불편감을 못 느끼게 되어 치료의 필요성도 떨어지게 되므로 치료가 더 이상 안 이어지는 경우가 많았다.

혈관 부종이 동반되는 두드러기

　혈관 부종 혹은 맥관 부종이라는 것이 있다. 이것도 우리가 흔히 알고 있는 모기 물린 듯한 팽진이 나타나는 증상과 더불어 나타나는 두드러기 증상의 일종이다. 팽진이 피부 또는 점막의 진피에 일시적으로 나타나는 부종이라면, 혈관 부종(맥관 부종)은 혈관 반응이 피하조직, 혹은 점막 조직처럼 피부의 좀 더 깊은 부위에서 발생하여 부어올라 종창이 형성되는 것을 말한다. 가끔씩은 소화 위장관에서도 이러한 반응이 나타나서 구토, 복통, 설사 등의 증상이 나타나기도 한다. 아주 심하면 호흡기에서도 발생하여 목이 붓고, 숨쉬기가 힘들고, 쉰 목소리를 내어 생명이 위험할 수도 있다.

　혈관 부종은 피부 깊은 층에서 부어오르는 것이기 때문에 특정 부위(입술, 손바닥 등 전신 다양한 부위)가 부어오르고, 가려운 느낌 보다는 아프게 느껴진다. 그리고 두드러기 팽진 증상보다 소실되는 시간이 보통은 더 길다. 3일 정도 지나야 소실되는 것이 일반적이다.

　임상적으로 봤을 때는 단순 팽진만 나타나는 경우보다 혈관 부종이 동반되는 환자의 경우가 더 증상이 심하고, 치료 기간이 길어지는 편이다. 역학적으로 만성 두드러기 환자의 40%가 혈관 부종을 동반한다고 조사되어 있는데, 실제로는 환자분들을 만나봤을 때는 혈관 부종까지 나타나는 경우는 생각보다 그리 많지 않았다.

두드러기성 혈관염

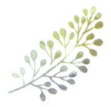

　두드러기성 혈관염은 언뜻 보면 일반적인 두드러기와 비슷해 보이지만 일반 두드러기가 모기 물린 듯 볼록한 형태로 올라왔다가 대략 3~4시간 후면 다시 가라앉고, 이후 다시 발생하기를 반복하면서 피부에 흔적을 전혀 남기지 않는 반면, 두드러기성 혈관염은 1~ 7일 정도 염증이 지속되고 가려우며, 가라앉으면서 옅은 갈색의 색소 침착을 남기는 차이점이 있다. 이 색소 침착은 대개는 1~2달 지나면서 없어져 다시 깔끔해지지만, 염증이 가라앉았어도 또 자리를 조금씩 옮겨 반복적으로 재발하는 경향이 있어서, 옅은 갈색으로 남은 색소 침착이 지저분하게 퍼져 있는 편이다. 일반 두드러기에 비해 좀 더 몸이 약하고, 만성 피로가 누적된 타입에서 보이는 경향이 있어서 치료도 체질에 맞춘 청열 치료와 더불어 섬세한 보강 처방이 곁들여져야 한다. 이에 따라 치료 기간도 일반적인 두드러기보다 좀 더 길어지는 편이다.

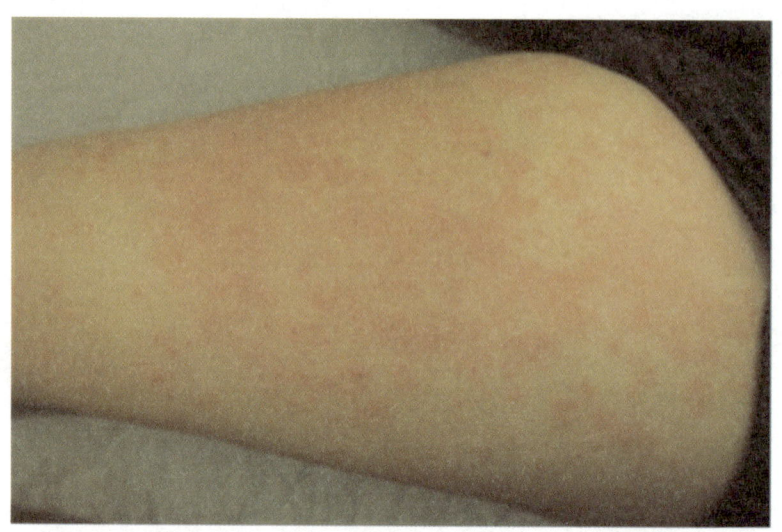

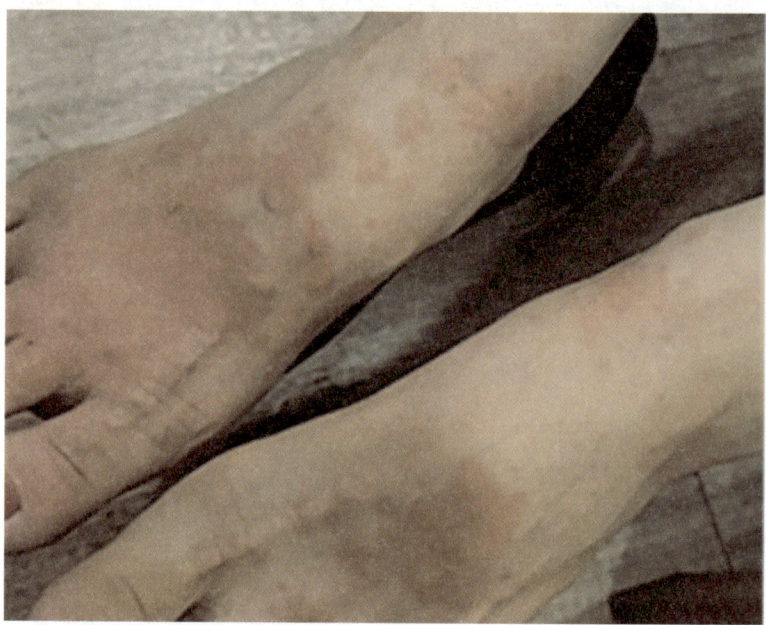

두드러기성 혈관염의 피부 양상

한약 치료 시 예후

3~6개월 정도의 치료 기간을 생각해야 한다. 그래도 3개월 정도의 치료로 좋아지는 비율도 꽤있다. 한약 치료가 진행되어 호전경과를 밟을 때는 염증의 소실 기간이 짧아지고, 새로 발생하는 염증의 분포, 크기가 점차 작아지면서 서서히 그 기세가 약해지는 모습을 보이는데, 어느 시점부터 더 이상 염증이 발생하지 않게 되면 치료를 마치게 된다.

소아 두드러기

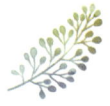

앞에서 '열'은 두드러기의 상당한 유발 요인이 될 수 있다고 설명하였는데, 소아 두드러기의 경우도 마찬가지이다. 가장 흔하게는 열이 잘 생기는 소양인 체질, 열태음인 체질을 타고 나는 것이 원인이 된다. 말 그대로 '체질적 영향'이라고 할 수 있다. 이렇게 열이 잘 생겨나는 체질에 예민한 성향까지 더해져 일반적인 열 두드러기가 발생한다. 아이가 무얼 한다고 스트레스를 받아서 열이 생길까 생각할 수도 있지만 잘 들여다보면 아이들에게도 스트레스 요인은 많다. 동생이 태어났을 때 부모의 사랑을 뺏기는 듯한 느낌, 처음 엄마를 떠나 어린이집, 유치원 학교에 갈 때의 긴장감, 잠자리를 독립할 때의 무서움, 처음 시작하는 수영, 각종 운동도 아이에게는 긴장과 두려운 상황이 되고, 우리나라 특유의 조기 학습도 큰 스트레스 유발 요인이 된다.

아이가 평소 예민하고 까다로운 성향이거나, 경쟁심, 욕심이 있는 타입, 무서움을 잘 타고 불안감이 있다면 이러한 요인으로 인해 유발되는 '열'이 두드러기의 원인이 될 수 있다. 잠드는 시간이 오래 걸리거나, 자다 수시로 깨는 등 잠에 예민하지는 않은지, 평소 유난히 더위를 많이 타는 타입인지도 살펴봐야 한다.

그리고 특히 유소아기에는 위, 대장 등의 소화기 기능 저하로 인한 음식성 두드러기가 있다. 성인의 경우, 음식물 알레르기 반응에 의해 유발되는 두드러기는 실질적으로 매우 적은 편인데, 유소아에서는 성인보다 음식성 두드러기 비율이 높은 편이다. 임상을 하면서 우유, 달걀, 소고기, 튀긴 음식 등 아이의 발육과 성장을 위해 필요한 동물성 단백질, 지방 등에서 두드러기가 유발되는 케이스를 주로 접했는데, 이는 현실적으로 키위, 복숭아 등에 두드러기가 있다고 해서 그 특정 과일을 먹을 수 있게 하고자 굳이 클리닉까지 찾아올 필요는 없어 체감적으로 육류 두드러기가 많다고 느꼈을 가능성은 있다. 소화기 기능 불량으로 인해 유발되는 두드러기는 당연히 체질에 맞는 한약 처방으로 위장관의 기능을 보강하는 치료법이 적용된다.

한약 치료 시 예후

일반적인 두드러기 치료 기간인 2~4달 정도를 생각하면 된다. 다만 소아의 성향이 매우 예민하고 무서움을 잘 타는 편이라 작은 상황에도 스트레스가 강한 타입이라면 좀 더 길어질 수도 있다.

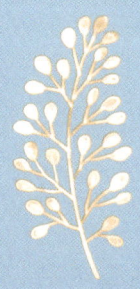

— 6장 —

사진으로 살펴보는 다양한 두드러기 양상

좁쌀형

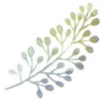

좁쌀 모양으로 작게 볼록볼록 올라오는 형태.

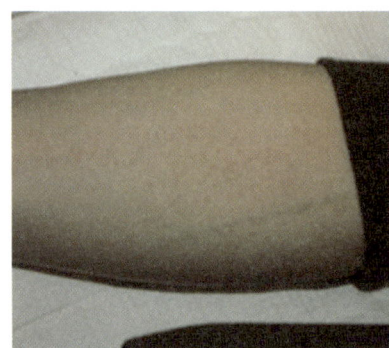
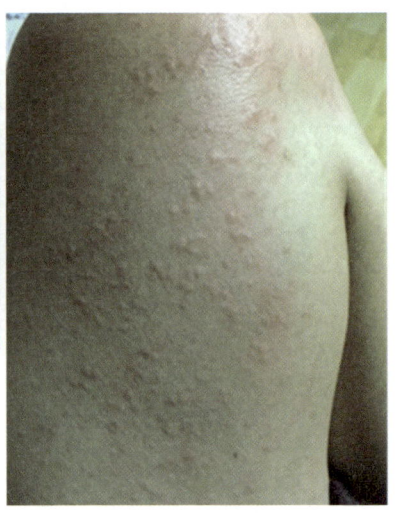

팽진형

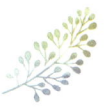

 두드러기의 가장 흔한 형태. 마치 모기에 물린 듯, 피부에 볼록하게 올라온다. 이런 형태가 군데군데 유발되기도 하고, 특정 부위에 몰려서 몇 개 나타나기도 한다.

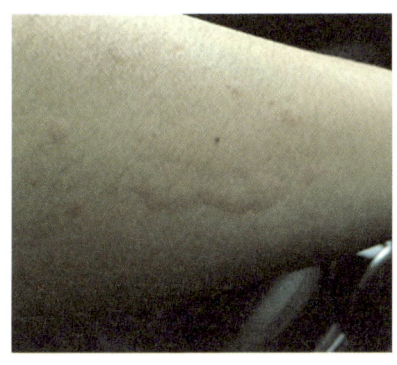
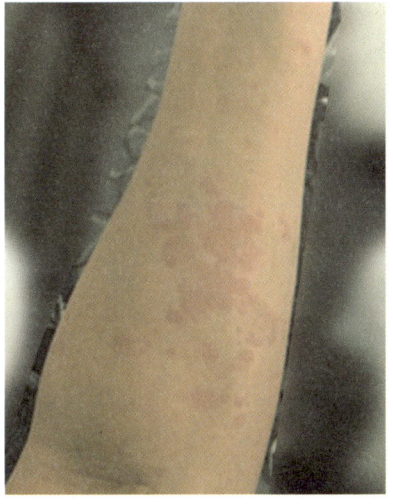

넓은 팽진형

모기 한군데 물린 정도보다는 더욱 크고 넓은 형태로 여러 군데 두드러기가 합쳐져서 더욱 크고 넓게 부풀어 오르는 모습을 보인다. 일반적인 팽진형보다 두드러기가 심하고 악화될수록 그 크기가 점점 더 커진다.

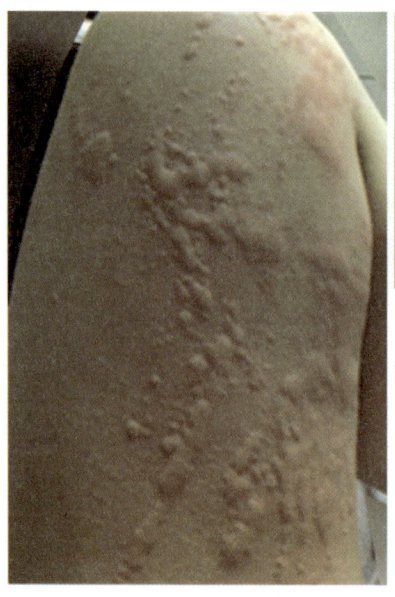

광범위 팽진형

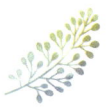

　넓은 팽진형의 두드러기가 여러 개 합쳐지면서 피부 전체가 부어 오른 듯한 양상이 된다. 심하면 등 전체, 옆구리 전체가 다 부어오르기도 한다.

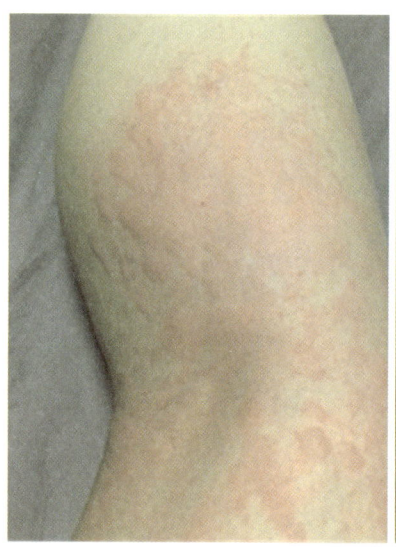
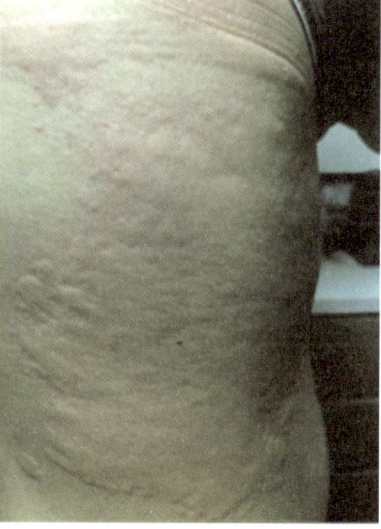

반점형

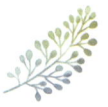

부어오르는 팽진 양상 없이 작은 점 형태로 색상만 붉게 나온다.

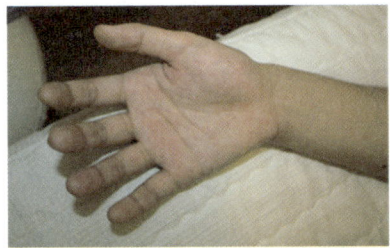

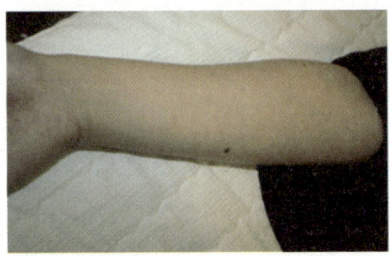

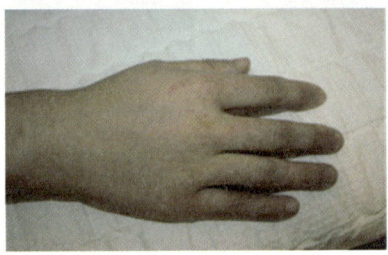

단순 발적형

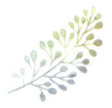

별다른 형태 없이 피부가 붉어진다. 두드러기의 가장 초기 단계, 약한 단계에서 보이는 양상이다.

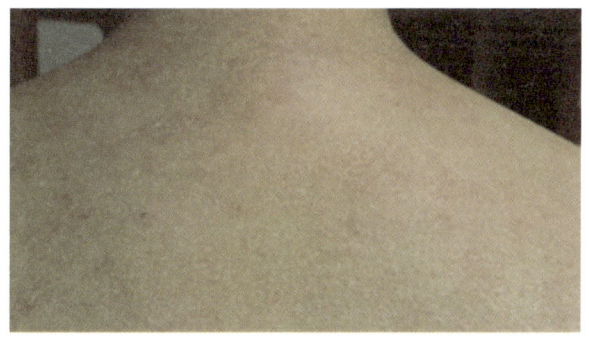

콜린형

    콜린성 두드러기는 특징적으로 다른 두드러기와는 다르게 '따끔거린다', '바늘로 찌르는 듯하다', '톡톡거린다'는 호소를 한다. 따끔거리는 느낌은 분명히 유발되지만 피부로는 아무런 증상이 안 보이는 경우가 가장 많고, 증상이 심해지면 좁쌀형이나 반점형으로 나타나게 된다.

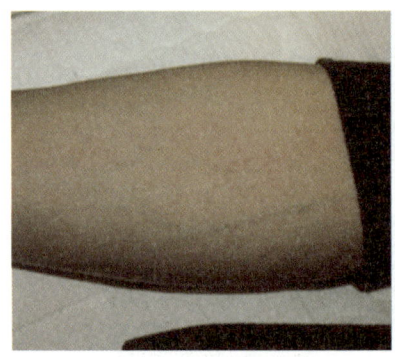
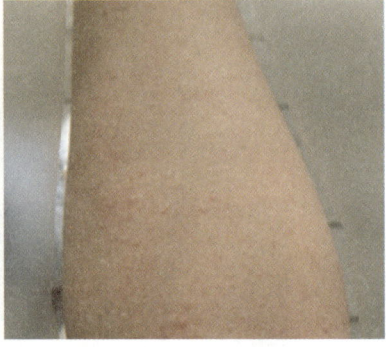

피부 증상 없이 발생하는 단순 가려움형

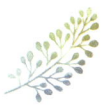

두드러기 치료를 하다 보면, 피부에는 아무런 증상 없이 마치 두드러기처럼 가려움만 호소하는 경우도 많다. 가려워서 긁다 보면 피부가 붉게 발적되지만, 긁지 않는다면 피부에는 별다른 증상이 보이지 않는다. 이것을 굳이 '두드러기'라고 해야 할지, 그저 '상세 불명의 가려움증'이라고 해야 할지 애매하지만, 두드러기와 같은 기전으로 유발되는 것으로 이해되고, 치료도 동일하게 진행하여 호전된다.

(사진 자료 없음. 피부 증상 없음)

한랭형

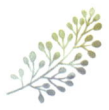

　한랭 두드러기는 그 두드러기 형태가 특이하지는 않다. 주로 팽진형으로 많이 보이는데, 초반 추운 환경에 노출되었을 때 간질간질하며, '두드러기가 올라올 듯한' 느낌이 나면서 약간 발적이 되고, 더 진행되면 팽진이 된다. 역시, 증상이 심할수록 팽진의 크기가 커진다. 주로 추위에 노출되는 부위에 유발되는 경우가 많으므로, 얼굴, 손, 발, 보온이 상대적으로 소홀한 다리 등에 유발된다. 한랭 두드러기의 경우 추위에 맨살이 노출되는 얼굴에 유발되는 경우도 많아서 환자분이 겨울에 상당히 일상에 불편을 겪는 편이다.

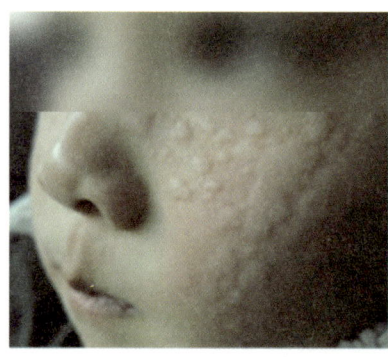
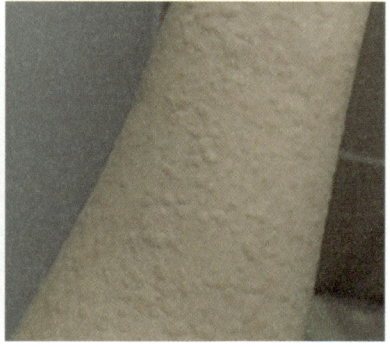

묘기증

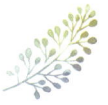

    손톱 등으로 피부를 긁으면 마찰된 모양대로 부풀어 오르는 증상을 묘기증이라고 한다. 묘기증은 두드러기와 동반되는 경우가 흔한데, 묘기증이 동반되면 두드러기만 있는 형태보다 더 안 좋은 상태라고 평가된다. 두드러기를 치료하면 묘기증도 같이 호전되는 편이다. 간혹 일반적인 두드러기 양상 없이 묘기증만 있는 경우도 있는데, 두드러기가 섞여 있는 타입보다 치료 기간이 더 길어지는 편이다.

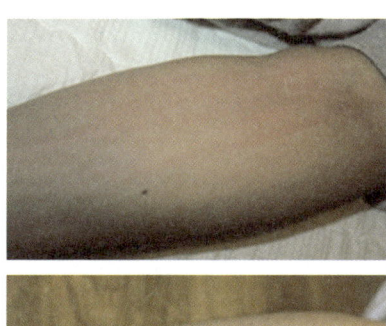
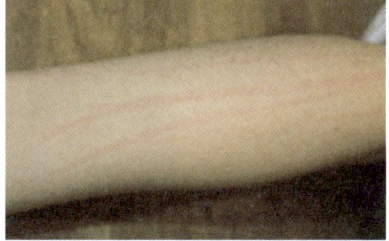
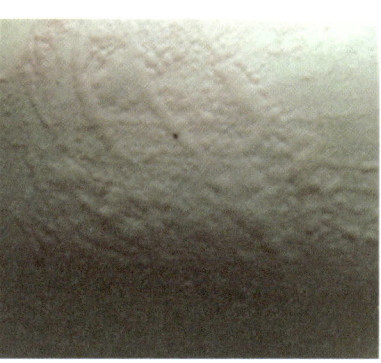

두드러기와 묘기증이 혼합되어 있는 모습

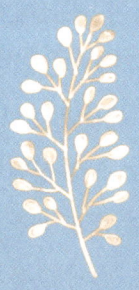

―― 7장 ――

두드러기 완치를 위한 마음 다스리기

심한 두드러기로 고생해서 내원하는 분들은 대부분 직장에서 받는 스트레스가 매우 큰 사람들이었다. '스트레스'라고 하면 감정적으로 힘든 상태를 떠올리는 경우가 많아, 스트레스보다는 '텐션 높은 타입'이라고 해야 좀 더 맞는 표현일 것 같다. 일이 바쁘고, 힘들며, 압박감이 크거나, 직장 생활에서 동료나 상사와 맞지 않아 사람 관계에서 힘들어하고 있는 경우가 많다. 혹은 스스로 성취 지향적 성향이라 강한 업무를 익숙하게 감당하며, '늘 하던 대로 하는 일이라 나는 별로 스트레스가 없다'고 생각하고 있을 수도 있다. 그렇지만 몸은 항상 텐션 높은 상태를 유지하느라 교감 신경 우위형, 즉 한의학적 표현으로는 열이 많아진 상태가 되어있다. 이러한 조건들이 두드러기를 발생하게 한다.

스트레스가 어느 정도 해소되는 과정이거나, 강했던 스트레스 요인이 없어진 상태라면 치료는 훨씬 수월해진다. 치료의 방해 요인이 없는 셈이니 청열 한약으로 몸의 열을 해소하는 만큼 두드러기가 잘 호전된다. 그러나 여전히 힘들고 바쁜 상황에서 치료가 진행되면 아무래도 치료 속도가 느려진다. 결국은 두드러기가 발생하게 된 근본 원인은 환자 본인의 식사, 수면, 업무와 휴식 등의 생활 습관에 있기 때문에, 이러한 근본적인 변화가 있어야만 병에서 완전히 벗어날 수 있다는 것을 명심해야 한다.

텐션 낮추기

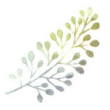

스스로가 '텐션 높은 타입', '성취 지향형 타입'이라고 인정된다면, 성취의 목표를 살짝 조정하여 몸과 마음이 적절하게 이완, 휴식할 수 있는 시간을 확보해 주어야 한다.

ON/OFF 생활법

혹시 퇴근하면서도 집에 일을 끌어안고 오지는 않는지 생각해 보자. 퇴근 후와 주말에는 머릿속에서 일을 싹 비워내고 무념무상, 뇌 OFF 상태를 만들어 보자. 뇌가 휴식 상태가 되면 몸의 근육도 긴장을 풀고 이완 모드가 된다. 꼭 업무 생각이 아니더라도, 다른 신경 쓰는 일도 최소화해 보자. 잘 쉬는 것은 생산적인 일을 위해 꼭 필요한 과정이다. 게으르게 시간 낭비를 하는 것이 아니라, 다음 단계를 위한 충분한 충전, 준비 단계, 몸을 만드는 과정이라 생각하자. 일을 하고 있지는 않아도 항상 마음을 푹 놓지 못하고 뇌를 ON 상태에 놓고 있으면 우리 몸은 교감 신경 우위 상태를 유지하느라 에너지 소모가 많아지고, 몸에 열이 누적된다.

바빠도 30분은 머리를 비우고 식사하기

스트레스 상황이나 편치 않은 상황, 화나는 일이 있을 때 식사를 하여 소화가 잘 안 되거나, 체하는 경험을 해 봤을 것이다. 우리 몸은 뇌와 근육을 가동시키느라 교감 신경이 우위에 놓이면 반대로 부교감 신경은 억제되게 되는데, 바로 그 부교감 신경이 소화 기능을 담당하고 있기 때문에 소화력이 떨어지게 된다. 쉽게 얘기하면, 우리 몸은 갖고 있는 한정된 에너지를 특정 부위에 몰아주어 효율적으로 사용하게 되어있는데, 뇌를 강하게 사용하고 있을 때는 뇌로 혈액을 몰아주는 반면, 소화기 쪽으로는 혈액 공급량을 줄이기 때문에 소화가 잘 안 되는 것이다. 그러니 식사를 할 때만큼은 일, 공부, 신경 쓰이는 상황 등을 모두 내려놓고, 머리를 비우고 식사를 해 줘야 한다.

나를 벼랑 끝에 세우지 말자. 인생에는 항상 다른 길이 있다

삶을 살다 보면 정말로 '새옹지마'라는 말을 실감하게 될 때가 있다. 당시에는 이것만이 길이라고 생각하고 매달렸던 일이 되지 않아 낙담하고 힘들어했지만, 시간이 흐른 뒤에 오히려 그로 인해 더 좋은 다른 기회를 얻게 되거나 생각지 못했던 다른 좋은 삶을 살게 되기도 한다. 인생에 있을 수 있는 수많은 다른 길을 보려 하지 않고, 스스로를 벼랑 끝에 세우고 압박하고 있었던 것은 아닌지 살펴봐야 한다. 이미 몸은 너무 힘들다며 두드러기라는 신호로 당신에게 호소하고 있지 않은가.

건강 관리는 성공의 필요충분조건이다

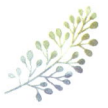

　진료를 하다 보면, 목표한 성취를 위해 내달리며 몸을 돌보지 않아 건강이 악화된 사람들을 많이 만나게 된다. 삶의 가장 기본이라고 할 수 있는 먹고, 자는 것조차 최소화한 채 일에 몰입하는 사람도 생각보다 자주 만나게 되는데, 나는 항상 그 무모함에 할 말을 잃게 된다. 스스로를 극한으로 내몰 수 있게 하는 한국의 사회 문화도 어찌 보면 대단하다(?)고 느낀다. 개인적으로는 한국인은 어린 날의 통과 의례처럼 대학 입시를 통해 극한의 경쟁이 어떠한 것인지, 얼마만큼 치열하게 노력해야 그 경쟁에서 1등이 되는 것인지를 보고 듣고 체득하여, 자연스레 사회에 나가 각자 분야의 일을 하면서도 '열심히 한다'의 기준을 인간이 할 수 있는 극한의 수준으로 설정하게 되는 것이 아닌가 싶다. 내가 입시를 지나온 지 20년이 훌쩍 넘어가건만 앳된 청소년을 진료실에서 만나 보면 (20여 년 전의 내가 그랬던 것처럼 아직도) 고3이면 누구나 다 4, 5 시간 자면서 공부해야 한다고 생각하고 있고, 실제로 그렇게 수험 생활을 하며 건강을 해치고 공부 효율마저 끌어내리고 있었다.
　이렇게 건강을 악화시켜 오는 환자들에게 늘 챙겨 하려고 노력하는 말이 있다. 인생을 전쟁에 비유하고 싶지는 않지만, 성취와 커리어라는 측면에서 굳이 전쟁에 비유를 하자면, 인생이라는 장기전에서 승리를 거두려면 현명한 전략을 짜야 한다. 전략이 무엇인가? 전쟁에서 이기기 위한 계략이다. 당장 코앞의 국지전에서 승리를 거두기 위해 며칠, 길어 봐야 서너 달 잠을 적게 자고, 휴식을 줄여 가며 몰입하는 전략은 가능하지만, 1년, 2년, 3년 단위의 중단기 전쟁이라면 그간을 버틸 체력과 식량을 현명하게 분배해야 한다. 어떻게 체력을 회복할 것인지, 중단기 전쟁에서 승리를 쟁취한 후에는 또 어떻게 장기전을 준비할 것인지까지 멀리 내다보고 플랜을 짤 필요가 있다. 당장 코앞의 중간고사라면 며칠 수면을 바짝 줄이는 것은 다소 무리일 수는 있지만 가능하다. 그렇지만 고등학교 3년을 바라보고, 마지막 입시의 결승 라인을 좋은 성적으로 통과하기 위해서는 건강, 체력, 휴식의 분배를 잘 해야 한다. 일도 마찬가지다. 좀 늦었다고 생각해서 1~2년 단기간에 사업을 성공시키고자 커피를 하루 수 잔씩 마셔가며 3~4시간만 자며 일 하고 있다면 결과는 뻔하다. 곧 번아웃이 와서 일에 회의감이 들고, 체력과 명민함이 떨어져 더 이상 건실하고 스마트하게 사업을 이어갈 수 없게 된다. 체력과 건강이 뒷받침되지 않는 의지는 한 손에도 꺾이는 갈대만큼 약하다. 건강 관리는 성공의 필요충분조건이다. 건강해야 성공할 수 있고, 일정 성취 후에도 건강 상태를 잘 유지해야 그 성취를 이어갈 수 있다.

너무 뻔한 말인데도 이 뻔한 잔소리를 하는 이유는, 이런 모습들이 두드러기 환자분들에게서 너무 자주 보이기 때문이고, 두드러기가 고질적이고 잘 안 나을수록 이런 분들이 많았기 때문이다. 솔직히 말하면, 내 눈에는 그 원인이 너무나도 명확히 보이기에 진료실에서 이런 얘기를 열심히 해도, 이런 부류의 환자들은 잘 들으려 하지 않았다. 혹시 조금이라도 본인에게 해당하는 말 같다면, 두드러기의 원인을 너무 잘 알고 있는 당신 두드러기 주치의의 진심 어린 조언임을 한 번 더 생각해 주고, 외면하지 않기를 간절히 바란다.

술에 의지하지 말자

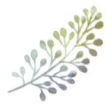

다 알겠지만, 술은 대뇌 피질을 살짝 마비시켜 우리의 논리적이고 이성적인 뇌기능이 일시적으로 저하되도록 한다. 그래서 평소에 높던 긴장감이 이완되고, 풀어진 모습이 나오게 된다. 정신과 의사는 항불안제인 '벤조디아제핀'을 '술보다는 덜 해로우면서 술보다 좀 더 안정 기능이 좋은 약'이라고 설명하기도 하는데, 문제는 벤조디아제핀 계열의 약들이 금단 증상과 내성이 강하며, 장기 복용했을 때 치매, 뇌의 인지 기능 저하를 유발한다는 보고가 있는 약이라는 것이다. 그렇다면 술은 대체 얼마나 해롭다는 것인지를 한번 생각해 봐야 한다. 술은 앞에서도 '열'을 누적하게 하는 주된 음식 중 하나로 지목하였는데, 열 많은 사람들은 대체로 몸의 긴장도가 높기 때문에 이를 이완하고자 하는 욕구도 커서 술을 '이완'의 도구로 사용하게 되는 경우가 많다. 그러다 보니 실제로 두드러기가 만성화되어 수년씩 이어지는 환자들 중에는 술을 자주 마시고 좋아하는 사람들이 많다. 술을 최대한 줄이고, 끊게 하면 두드러기 치료에 많은 도움이 된다.

불면증이 있는 경우에도 잠을 자기 위한 도구로 술에 의지하게 되는 사람들도 종종 있는데, 누구나 다 알고 있겠지만 불면에 술은 최악의 선택이다. 술은 잠을 들게는 하지만 수면의 질은 낮춰서 중간에 자주 깨게 한다. 불면증을 스스로 해결하기 힘들고, 정신과약(수면제)은 복용하고 싶지 않다면, 한약이라는 금단과 내성 없고, 아주 효과적인 대안이 있다. 가벼운 불면이라면 1달, 심한 불면이라면 2~4달 정도의 한약 치료를 시도해 보자. 불면과 더불어 두드러기도 같이 호전되므로 일석이조다.

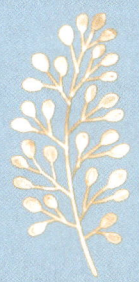

— 8장 —

두드러기에 도움이 되는 생활 팁

몸의 온도 낮추기

두드러기는 호르몬 주기상 체표 온도가 높아지는 저녁나절부터 심화된다. 마찬가지로 더운 환경, 더운 물 샤워나 사우나, 운동 등 신체 활동으로 체온이 높아져도 두드러기가 호발하는 편이다. 치료를 통해 높아진 심부 체온, 체표 순환 등을 정상으로 되돌리면 두드러기가 좋아지지만 치료 초기에는 평소 생활에서 체온을 높이지 않도록 신경 써 주면 두드러기의 가려움을 좀 더 낮출 수 있고, 두드러기 소실 시간도 짧아지게 할 수 있다. 체온이 대체로 높아지는 저녁 무렵에는 미지근한 물로 샤워를 하고, 두드러기가 올라왔다면 찬물로 샤워를 하거나 두드러기가 발생한 부위를 냉찜질하여 체온을 낮춰주면 도움이 된다. 샤워 후 뜨거운 드라이기 바람에 두드러기가 발생하는 사람들도 많다. 드라이기 온도도 좀 낮춰 보자.

한랭 두드러기라면 조언은 정확히 반대가 된다. 한랭 두드러기는 샤워 후 몸에 남은 물기가 마르는 과정에서 기화열로 체표 온도가 낮아지면서 발생하는 경우가 많다. 물기를 잘 닦고 나온 후 바로 옷을 입어 보온을 해야 한다. 운동 후 흐른 땀이 식으면서 두드러기가 발생하니 땀을 바로 닦아내면 도움이 되고, 겨울, 늦가을, 이른 봄 등의 찬바람에 노출되면서 두드러기가 발생하기도 하니 의복을 잘 갖춰 입어야 한다. 한랭 두드러기는 분포는 많지 않지만, 그 정도가 심화되면 사계절 내내 물에 조금이라도 젖을 경우, 조금이라도 강한 바람에 노출되는 부위에 다 두드러기가 생겨나므로 일상이 상당히 불편하고 힘들어져 이런 조언 자체가 무색해진다. 치료를 하면 잘 호전되는 편으로, 적극적으로 치료를 하는 것이 가장 좋다.

술, 인삼, 홍삼, 매운 음식 자제하기

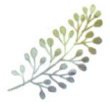

몸에 열을 가하는 가장 대표적인 음식이 술과 매운 음식이다. 앞에서도 언급했지만 우리나라는 유난히 음주 문화와 매운 음식 문화가 발달해 있고, 더불어 강한 경쟁 문화 등으로 스트레스도 높아 '열', '화'가 많은 편이라고 생각된다. 술과 매운 음식은 두드러기가 발생하는 사람들이 먹으면 먹은 직후 혹은 다음 날 두드러기가 악화되어 비교적 명확한 인과 관계를 보인다. 당장 두드러기가 심하고, 한약 치료하는 과정이라면 술과 매운 음식도 자제하는 편이 좋다.

건강 기능 식품으로 많이 활용하는 홍삼도 장복하면 열을 누적한다. 인삼의 열이 부작용을 일으키니 인삼을 여러 번 쪄서 열을 부드럽게 하여 대중화시킨 것이 홍삼인데, 그래도 여전히 따뜻한 약재이니 열이 많은 체질이 장복하면 분명히 부작용이 발생한다. 홍삼을 복용하고 두드러기가 발생한 사례도 여럿 보았고, 심한 다한증, 열성 탈모까지 발생한 사례도 있었다. 이 환자분은 기력이 약한 소양인이었는데, 기력이 보강되는 것만 생각하고 홍삼을 장복하면서 그 열로 인해 다한증과 탈모가 유발됐을 거라고는 전혀 생각하지 못하고 있었다. 청열 치료를 통해 다한증을 치료하고, 기력은 열을 건드리지 않는 소양인의 보음제로 보강했던 케이스였다.

  마라탕이 유행하면서 마라탕도 열을 누적하는 원인 중 하나가 되어 환자분들께 마라탕 먹지 말라고 잔소리를 하느라 골치가 아팠다. 가끔 아주 열에 민감한 소양인이라면 마늘, 부추, 생강, 파 등 특유의 알싸하고 매운 맛을 내는 식재료나 닭고기에도 두드러기가 악화될 수 있다. 다 열성 음식으로 분류되는데, 두드러기가 아주 심한 상태라면 이런 음식들도 영향이 있다는 것을 염두에 두면 좋다. 물론, 치료가 다 된 후에는 이 정도 음식까지 피할 필요는 없으니 너무 걱정하지 않아도 된다.

좋은 잠과 카페인 줄이기

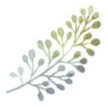

 만성 두드러기의 증상은 주로 피부 병변에 국한되지만 반복되는 증상과 함께 피로를 호소하는 경우가 많다. 무력감, 수면장애, 감정의 기복 등이 흔히 동반되며 56%의 환자가 일상생활에 지장을 받는다는 보고가 있다. 이를 다르게 생각하면 이러한 몸 컨디션과 만성 두드러기가 연관되어 있다고도 볼 수 있는데, 이 중 가장 뿌리가 되는 원인을 짚으라면 '수면 장애'라고 할 수 있다.
 두드러기뿐만 아니라 모든 만성 질환을 치료함에 있어 가장 중요한 것이 '잠 잘 자기'이다. 기초 땅 다지기가 잘 되어야 이후에 건물이 튼튼하고 빠르게 올라갈 수 있듯 '좋은 잠'은 건강 회복의 초석이 된다. 잠은 단순히 쉬는 시간이 아니라, 낮 동안 사용하여 손상된 근육을 회복시키고, 기억을 정리하여 장기 기억으로 전환하는 기능을 하거나, 스트레스를 해소하고, 사용된 면역을 다시 보강하여 재정비하는 시간이다. 우리의 의식이 잠들어 쉬는 8시간 동안, 몸은 바쁘게 다음 날의 16시간을 준비하는 것이다. 그러니 이 재정비 시간이 짧아지거나, 재정비의 질이 떨어지면 깨어 있는 동안의 몸은 기능이 떨어지고, 장기화되면 면역의 균형도 흔들리기 시작한다. 실제로 치료를 하면서도 수면을 회

복시키지 않고 다른 기능 회복에만 초점을 맞추면 밑 빠진 독에 물 붓 듯 치료가 잘 되지 못한다.

　잠을 제대로 못 자는 것에는 여러 가지 요인이 있는데, 의외로 '노느라' 못 자는 경우가 많다! 누구에게나 하루의 고된 일과를 끝내고 난 후 갖는 자신만의 자유 시간, 노는 시간은 너무 소중하다. 그렇지만 내일의 좋은 컨디션을 위해, 무너진 면역을 회복하기 위해, 건강을 위해, 7~8시간의 충분한 수면 시간은 절대 지켜 줘야 한다. 당장 증상만 좀 억제해 놓는 대증 치료가 아닌, 근본적으로 건강을 회복하는 과정은 절대 공짜로 얻어지지 않는다. 그 다음으로는 하루 일과가 너무 바빠서, 퇴근이 너무 늦어서 어쩔 수 없이 수면 시간이 적은 경우가 있는데, 최대한 하루 스케줄을 조절하여 수면 시간을 확보해 줘야 한다. 잠을 줄여 일하는 삶은 결국은 건강이 브레이크 역할을 하기에 절대로 지속 가능하지 않기 때문이다. 그리고 마지막으로, 잠을 잘 자고 싶어도 그러지 못하는 '불면증'을 겪고 있는 경우가 있다. 불면증이라고 하면 밤새도록 한숨도 자지 못하는 상태를 생각하기 쉬운데, 잠드는데 시간이 30분~1시간 이상 오래 걸리고, 자다가 중간에 깨는 횟수가 1~2회 이상인 것도 불면증의 범주로 봐야 한다. 또한 정상 수면 시간은 7~8시간인데 5~6시간으로 짧은 것, 숙면하지 못하고 얕은 수면이 이어지는 것, 꿈이 늘 많은 수면도 잠의 기능이 떨어지므로 개선할 필요가 있다.

　건강한 수면을 위해 암막 커튼이 설치된 아늑하고 독립된 수면 공간을 마련하고, 필요하다면 귀마개와 수면 안대도 활용해 보면 좋다. 누구나 다 알겠지만 자기 전에는 유튜브 등 핸드폰을 보면 안 된다. 자기 전의 뇌는 몸의 피로를 느낄 만큼 적당히 지루해야 한다. 너무 재미있지 않은 적당한 관심 분야의 교양서적을 읽는 것은 수면 전 떠오르는 잡생각을 잡아주는 데 효과적이니 한번 시도해 보기 바란다. (나에게는 독서가 너무도 훌륭한 수면제 역할을 해 주면서도 매일 조금씩이라도 꾸준히 책을 읽게 되니 관심 분야의 지식이 날로 넓고 깊어져 만족감이 너무 큰지라 환자분들에게 종종 적극 추천해 보는데, 환자분들의 호응은 생각보다 시원치 않다.) 또한 너무 너무 중요한 수면 위생 중 하나는, '커피 줄이기'이다. 커피는 현대 지식 사회를 가능하게 한 원동력이라고 칭송될 만큼 몸의 피로를 잊고 뇌가 집중력을 높일 수 있게 하며, 고소하고 향긋한 향기로 현대인의 사랑을 한 몸에 받고 있는 기호 식품이다. 하지만 반대로 이 매력에 빠져 남용하게 되면 수면을 방해하여 만성 피로를 유발하는 주범이 되기도 한다. 나는 내 진료실에 찾아오는 다양한 만성 질환을 가진 환자들에게 첫날부터 이 불면의 원흉, 커피를 줄여야 한다고 강력하게, 진심을 담아 티칭한다. 커피 속 카페인의 대사 반감기는 약 4~6시간으로 아침 9시에 1잔의 커피를 마셨다면, 대략 밤 9시~12시는 되어야 카페인이 1/8로 줄어들어 있다. 만약 점심 식사 후 한 잔을 더 마셨다면 자야 하는 밤 시간대에 아직도 3/8의 카페인이 몸속에 남아 수면을 방해하는 셈이다. 카페인으로 인해 잠이 잘 안 오거나, 자다 깼다고 느끼지 않아 '나는 커피를 마셔도 잠을 잘 잔다'고 생각할 수 있지만 잔류한 카페인은 얕은 잠을 자게 해 수면의 질을 떨어뜨린다. 아침에 일어나 가볍고 개운한 몸 상태가 아니라면 원인을 찾아 꼭 해결해 줘야 한다.

수면 위생을 관리해도 숙면이 힘들다면, 한약 치료를 해 보는 것도 매우 좋다. 한약은 자율 신경 조절에 탁월한 효과가 있어서, 건강한 수면을 회복시키는 좋은 치료제가 된다. 한약은 수면제로 활용되는 벤조디아제핀 계열의 항불안제 약물이나 졸피뎀과 같은 Z-drug가 갖는 내성, 금단 증상 없이 실질적인 치료제 역할을 한다는 것이 뛰어난 장점인데, 뇌의 신경 전달 물질을 타깃으로 하는 약물과는 달리, 한약은 자율 신경 조절에 관여하여 뇌보다는 전반적인 몸의 기능을 조절하기 때문에 금단, 내성 등이 없는 것으로 추정된다.

규칙적인 식사 습관

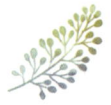

너무나 진부한 이 말을 또 할 수밖에 없는 것은, 정말 의외로 많은 사람들이 규칙적이고 제대로 된 식사를 하지 않고 있기 때문이다. 우리 몸에게 규칙적인 시간대에 적절한 영양이 공급된다는 시그널을 주어야 안정적인 호르몬, 자율신경 리듬이 형성되므로 정해진 시각에 적절한 음식을 먹는 것이 매우 중요한데, 환자분들의 식습관을 조사하다 보면 "아무 때나 배고플 때 먹는다"고 답변하는 경우도 꽤 많고, 늘 편의점 음식이나 배달 음식을 먹고 지내는 경우도 흔하다. 아무래도 올바른 식습관을 갖추지 못하는 경우는 혼자 생활하는 대학생이나 직장인인 경우가 많지만, 가족이 다 같이 살고 있어도 부모님은 아침 일찍 출근하고, 늦게 일어난 자녀는 식사를 건너뛰거나 불규칙한 시간대에 매우 부실하게 식사를 하는 생활을 하는 경우도 있다. 부모가 규칙적인 식습관과 건강한 식단의 중요성을 잘 몰라 가족이 모두 다른 시간대에 각자 알아서 적당히 먹는 식생활을 하면서 문제를 인식하지 못하기도 하며, 음식을 담당하고 있는 어머니가 채식주의자라 자녀도 자연스레 채식 식단을 먹게 되면서 적절한 성장기 영양 공급이 되지 못하는 경우도 있다.

수면과 마찬가지로, 식사도 제대로 하고 싶어도 "소화 기능이 안 좋아서 제대로 못하는" 경우도 많다. 식사 후 항상 막혀 있는 듯 소화가 잘 안되거나, 소화에 시간이 오래 걸리며 식욕, 입맛이 매우 적어 식사를 소홀히 하게 되기도 한다. 한약은 위장, 대장 기능을 보강하여 정상화시키는 처방들이 발달되어 있으므로 적극적으로 치료하면 좋다. 특히 역류성 식도염은 두드러기 환자층에서 많이 보이는 편인데, 청열 한약 처방은 두드러기뿐만 아니라 역류성 식도염도 같이 호전시킨다. 한의학적으로는 역류성 식도염은 단순히 '위산의 역류'라기보다는 가슴 부위의 과긴장, 과항진, 즉 흉부의 열로 보기에 큰 틀에서는 두드러기와 원인이 같은 셈이기 때문이다. 가끔은 실질적으로 다양한 음식에 알레르기가 있어서 식사가 상당히 제한되는 경우도 있는데 한약 치료를 통해 어느 정도 개선이 가능하다.

소염제 삼가기

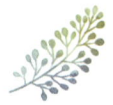

Aspirin, NSAID(소염제 계열)는 두드러기를 흔히 유발하는 약제로 조사되어 있다. 그리고 만성 두드러기 환자의 약 30%가 이 약제에 의해서 증상이 악화된다. 실제로, 만성 두드러기를 수년째 앓던 중 발목을 다쳐서 정형외과에 내원하여 소염제를 처방받아 단 며칠을 복용한 후 원래는 미만성으로 있던 두드러기가 선명하게 붉고, 소양감이 강한 극심한 두드러기로 악화되어 한 달 째 밤잠을 잘 수가 없어 내원하였던 환자도 있었고, 두드러기를 치료 중이던 소아 환자가 요도염으로 소염제/항생제를 복용한 후 호전되던 두드러기가 급 악화되었던 경우도 있었다. 최근에는 모든 소염제, 항히스타민제, 스테로이드제에 마치 알레르기 반응처럼 두드러기가 악화되어 양약을 복용하지 못하고 여러 병원을 전전하다가 내원했던 30대 여자 환자분도 있었는데 한약으로는 이러한 부작용 반응 없이 호전될 수 있었다. 모든 환자가 소염제에 두드러기가 악화, 유발되는 것은 아니지만 상당히 영향을 미칠 수 있으므로 소염제 복용을 조심하는 것이 좋다.

꾸준하게 땀을 낼 수 있는 유산소 운동

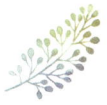

　두드러기는 결국 몸의 열이 누적되어 발생하는 질환이므로, 열이 잘 순환되고 배출될 수 있도록 도와주는 것이 매우 중요하다. 몸의 열을 만들어내는 스트레스, 열성 음식을 피하는 것이 가장 우선이고, 그 다음으로는 이미 발생된 열이 잘 해소될 수 있도록 해 줘야 한다. 땀은 36.5℃로 덥혀져 체외로 배출되므로 열 자체를 끌고 나가는 역할을 하고, 피부에서 기화되어 날아가 체표 온도를 한 번 더 낮추는 기능을 한다. 그러므로 땀이 원활하게 날 수 있도록 돕는 것이 두드러기뿐만 아니라 다양한 피부 질환 치료에 큰 도움이 된다. 평소에 주기적으로 혹은 만성적으로 두드러기나 두드러기성 피부염 등을 겪고 있다면 본인에게 잘 맞는 운동을 찾아 지속적으로 건강하게 땀을 배출될 수 있도록 해보자. 운동이 힘든 상황이라면 꾸준한 반신욕, 사우나 등으로 땀을 배출하는 것도 도움이 된다.

맺는 말

한의학은 중국, 한국, 일본에만 있는 의학이다. 오랜 세월에 걸쳐 동아시아 문화권에 전파된 중국의 의학인 셈인데, 서양문물에 의한 개화기를 거치는 과정에서 각국마다 다른 제도가 정착되어 그 특성도 꽤나 달라졌다. 중국은 중국 특유의 중화사상이 있어 전통 의학인 중의학을 중시하여 우리나라의 한의사처럼 독립적인 중의사 제도를 만들고 중의학의 발전을 위해 중의사가 과학 문물에 의해 생산된 다양한 검사 기계와 양약을 자유롭게 사용할 수 있도록 하였다. 중의학 병원에서 질환의 특성에 따라 한약(중약)을 주 치료약으로 하고 양약을 보조 수단으로 활용하기도 하고, 양약을 주 치료약으로 하고 한약을 보조 수단으로 하는 등 우리나라와는 사뭇 다른 한양방 통합 치료가 이루어지고 있다. 그래서 한양방 치료에 관한 독특한 논문들도 많이 나오고 있다. 반면 일본의 경우, 개화기에 한의사 제도를 아예 폐지하였으나 서양 의학을 공부한 의사가 개인적 관심에 따라 한의학을 따로 공부하고 한약을 처방할 수 있도록 하였다. 따라서 일본의 의사들은 한국의 의사들에 비해 한약에 상당히 우호적인 입장을 가지고 있다. 일본의 의사들은 한약을 순하고 효과 좋은 약으로 인식하고 잘 활용하여 쯔무라 같은 큰 한방 제약 회사도 활성화되어 있고, 의사가 쓴 한약 치료 책도 많이 발간되어 있다. 이러한 이유로 일본의 면역학자이자 의사인 아보 도오루도 한약에 상당히 우호적인 견해를 갖고 있으며 우리나라에 소개된 그의 《면역학 강의》 책에 한국 한의사의 한의학 관련 강설이 들어간 것을 볼 수 있다. 우리나라의 적대적인 양한방 관계와는 사뭇 다른 상황이다. 한국의 경우, 양의사와 한의사가 확연히 분리되어 한의학 고유의 정체성이 좀 더 잘 유지되어 왔다는 장점이 있는 반면, 직역 간의 갈등이 깊어지면서 비방전이 이어지는 탓에 한국만이 가지는 의료 강점일 수 있는 한의학이 오히려 잘 활용되지 못하고 훼손되어 간다고 생각된다.

한의원 진료를 하다 보면 미국, 캐나다 등지에 이민을 가서 살고 있는 재외 동포들이 한의학이 없는 현지에서 현대 의학만으로 알레르기나 천식, 미주신경성 실신 등을 치료하지 못해 한국의 한의원, 한방 병원을 이용하기 위해 일부러 한국에 오는 경우를 심심찮게 보게 된다. 한의학 치료를 통해 건강을 회복하여 다시 미국, 캐나다 등으로 되돌아가서도 종종 비대면 진료를 통해 가족들 한약을 배송받는 환자들도 여럿 있고, 은퇴 이후 아예 한국으로 돌아오게 된 가장 큰 이유가 한의원 치료가 필요해서였다고 말씀해 주시는 환자분도 있었다. 이렇듯 한국에는 한의학이 있어서 국민들의 의료 선택지가 넓어지고, 현대 의학의 미흡한 부분을 커버하고 있다는 것을 인식하고, 한의학이 한국만의 또 다른 경쟁력이 될 수 있도록 의료 제도와 환경을 개선할 필요가 있다.

이 책에서 설명하고 있는 알레르기, 면역 질환, 두드러기도 분명 한의학이 강점을 가지는 분야임에 틀림없다. 개별 맞춤 처방에 특화되어 있는 한의학의 특성상 미흡하다고 할 수 있는 보편적 치료 프로토콜을 확충하고, 편리하면서도 보다 좋은 치료율을 낼 수 있도록 하는 것이 현세대 한의사가 해야 할 과제라고 생각된다.

두드러기도 분명 치료 기간이 길어지고 쉽게 낫지 않는 '고난도 두드러기'가 있다. 이 고난도 두드러기의 치료율도 조금이라도 더 높이기 위해 앞으로도 늘 공부하고 연구하고자 한다.

독자 여러분의 쾌유를 기원하며,
2023년 가을, 염유림 올림

참고 서적

대한천식알레르기 학회 저, 《천식과 알레르기 질환》, 서울, 여문각, 2012.
안성구 외 저, 《흔히 보는 피부 질환》, 서울, 정우의학서적, 2020.
안세영, 조정래 저, 《다한증의 이해와 치료》, 서울, 와이겔리, 2016.
매슈 워커 저, 《우리는 왜 잠을 자야 할까》, 경기, 열린책들, 2019.
아보 도오루 저, 《알기 쉬운 체온 면역학》, 서울, 중앙 생활사, 2011.
강병수 외 저, 《본초학》, 서울, 영림사, 1991.
노석선 저, 《원색 피부과학》, ㈜아이비씨기획, 2006.